Dr. Nerina Ramlakhan

Das kleine Buch vom guten Schlaf

Ganz entspannt einschlafen, durchschlafen und erholt aufwachen

Aus dem Englischen übersetzt
von Karin Weingart

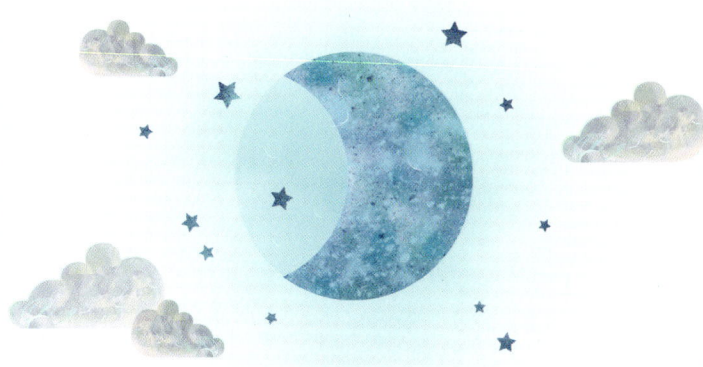

WILHELM HEYNE VERLAG
MÜNCHEN

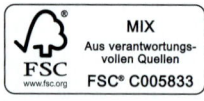

Verlagsgruppe Random House FSC® N001967

Taschenbucherstausgabe 10/2019
Copyright Design, Layout, Illustrationen © 2018 by Octopus Publishing Group
Text copyright © Nerina Ramlakhan 2018
© dieser Ausgabe 2019 by Wilhelm Heyne Verlag, München, in der Verlagsgruppe Random House GmbH, Neumarkter Straße 28, 81673 München
Alle Rechte sind vorbehalten. Printed in Germany.
Redaktion: Dr. Diane Zilliges
Umschlaggestaltung: Guter Punkt, München, unter Verwendung von Motiven von © Marya Kutuzova/shutterstock und © Innnot/shutterstock
Designer: Sally Bond
Illustrator: Abigail Read
Herstellung: Helga Schörnig
Satz: Vornehm Mediengestaltung GmbH, München
Druck und Bindung: Těšínská Tiskárna, Český Těšín
ISBN 978-3-453-70376-6
www.heyne.de

Inhalt

Einführung

»Der Schlaf ist die goldene Kette,
die Gesundheit und Körper zusammenhält.«

Thomas Dekker

Etwas Besseres als eine ordentliche Mütze Schlaf gibt
es doch nicht, oder? Wenn man morgens erholt und
zufrieden aufwacht und sich so richtig auf den Tag freut.

Doch schon unsere frühesten Vorfahren litten vermutlich unter Schlafstörungen. In der Welt, in der sie
lebten, war es viel zu gefährlich, sich ohne Rücksicht
auf Verluste in die Höhle zurückzuziehen und sieben,
acht Stunden aufs Ohr zu hauen. Hätten sie es so gehalten, wären sie womöglich bald ausgestorben. Deshalb
können wir Heutigen in Zeiten, in denen unsere ganze
Aufmerksamkeit den Herausforderungen des Lebens gilt,
auch mit relativ wenig Schlaf gut auskommen.

Doch auf Dauer rächt sich ungenügend Schlaf. Denn
wir brauchen ihn – weil wir von Natur aus so angelegt
sind, dass wir ein Drittel unserer Zeit in Morpheus'
Armen verbringen. Aber das Leben ist schnell geworden, und die Technologie, die uns doch eigentlich vieles
erleichtern sollte, stellt nur noch höhere Anforderungen
an uns, unsere Zeit und Energie: längere To-do-Listen,

seltenere Auszeiten und mit Sicherheit weniger Ruhe. Daher überrascht es nicht, dass der Konsum von Schlafmitteln in den letzten Jahren dramatisch zugenommen hat. Denn immer mehr Menschen leiden an Erschöpfung, Burn-out und psychischen Problemen. Schätzungen zufolge hat ein Viertel bis ein Drittel der Menschen Schlafstörungen unterschiedlichen Schweregrades. Dabei brauchen wir unseren Schlaf heute vielleicht mehr als je zuvor, um wieder ins Gleichgewicht kommen, regenerieren und die Batterien aufladen zu können.

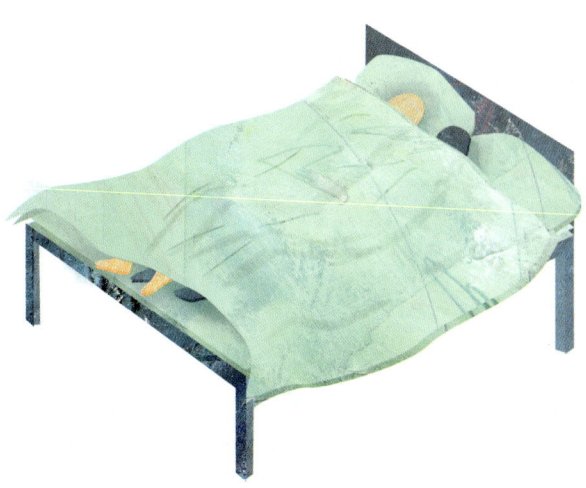

Was ist überhaupt
guter Schlaf?

Es geht dabei keinesfalls nur um die Menge, die Anzahl der Stunden. Sondern um Art und Qualität.

Die Sorte von Schlaf, die wir anstreben, beschreibe ich mit dem auf das Sanskrit-Wort *Sattva* zurückgehenden Begriff sattvisch: rein, tief, natürlich und heilend. Es ist die Art Schlummer, aus der man erfrischt, vitalisiert und voller Freude auf den kommenden Tag erwacht. Ein solcher Schlaf heilt nicht nur uns selbst, sondern auch unser Umfeld. Denn das Lächeln, mit dem wir aufwachen, wirkt ansteckend: auf unsere Liebsten und sogar auf die Leute, denen wir auf dem Weg zur Arbeit begegnen, auf Kollegen, Kunden und die Arbeit selbst – auf das ganze Leben.

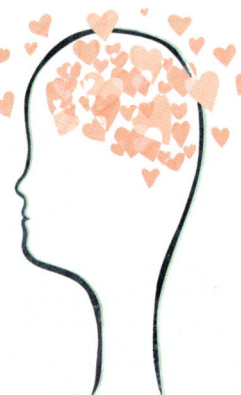

Wenn wir tief schlafen, verjüngen wir uns
auf mehreren Ebenen:

- **Physisch:** Wir wachen mit genügend Energie
  auf, um unseren Alltagspflichten nachkommen zu
  können. Der Körper ist regeneriert, das Immunsystem gestärkt.

- **Emotional:** Wir sind in der Lage, uns voller Mut
  und Offenheit auf unsere Beziehungen einzulassen
  und dem Leben mit all seinen unvermeidlichen Auf
  und Ab tapfer entgegenzutreten.

- **Mental:** Das Hirn ist aufgeräumt; wir sind kreativ
  und voll konzentriert, selbst angesichts überquellen-
  der Posteingänge und all der anderen Herausforderungen.

- **Spirituell:** Unser Leben kann sinnvoller, leiden-
  schaftlicher und inspirierter werden; denn wir finden
  mehr Zeit für die Dinge, die uns wirklich am Herzen liegen.

Sattvischer Schlaf lässt uns zur bestmöglichen Version
unserer selbst werden; er ermöglicht uns ein sinn- und
bedeutungsvolles Leben.

Eine angeborene Fähigkeit

Ruhezustände sind Teil der Lebenszyklen: Felder müssen, um gedeihen zu können, zeitweilig brachliegen; Tiere müssen schlafen und/oder Winterruhe halten. Die Tag-Nacht-Rhythmen von Pflanzen sind seit Langem sogar Gegenstand wissenschaftlicher Forschung.

Im 18. Jahrhundert beobachtete der schwedische Naturforscher Carl von Linné, dass sich Blüten auch in einem dunklen Keller öffnen und schließen; Charles Darwin dokumentierte im 19. Jahrhundert die nächtliche Bewegung von Pflanzenblättern und -stielen – und bescheinigte ihnen Schlaf. In jüngerer Zeit gelangen Forschern in Österreich, Finnland und Ungarn mithilfe von Laserscans und komplizierter Infrarottechnik Bilder, die zeigen, dass

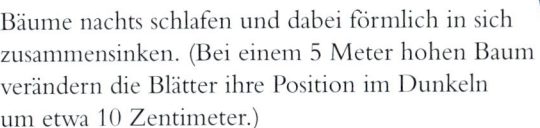

Bäume nachts schlafen und dabei förmlich in sich zusammensinken. (Bei einem 5 Meter hohen Baum verändern die Blätter ihre Position im Dunkeln um etwa 10 Zentimeter.)

Natürliche Schwankungen sind unserer DNA ein-programmiert. Besonders gut dokumentiert das die Chronobiologie, die sich mit den Auswirkun-gen der Zeit – insbesondere der Rhythmen – auf lebende Systeme befasst. Demnach wechseln sich überall in der Natur Phasen der Verausgabung mit solchen der Ruhe ab.

Von Natur aus folgt auch unser Schlafverhalten einem solchen Rhythmus, ganz ähnlich wie Tag und Nacht, die einander ablösenden Jahreszeiten, Zu- und Abneh-men des Mondes, die Bewegungen der Gezeiten. Der heutige hektische Lebensstil und die Flut der ständig auf unser Hirn einströmenden Informationen haben jedoch dazu geführt, dass diese uns allen angeborene Fähigkeit längst nicht mehr selbstverständlich ist.

Sollten Sie schon lange unter Schlafstörungen leiden, fürchten Sie bestimmt, dass Sie den erholsamen – sattvi-schen – Schlaf nie wieder werden erleben können. Aber glauben Sie mir: Es geht! Sie müssen nur wissen, wie.

Intensiv leben, tief und fest schlafen

Wenn doch aber alles in der Natur schläft: Warum tun wir uns dann so schwer damit? Warum haben wir uns so weit von uns selbst entfernt?

Elektronikgeräte sind herrlich und verführerisch, allerdings können sie sich negativ auf die Gesundheit, auf Schlafmuster, Energiehaushalt und sogar auf unsere Beziehungen auswirken. Das Problem ist aber nicht die Elektronik, sondern unser Umgang mit ihr: Leben wir immer nur an der Oberfläche, verlieren wir darüber den Kontakt zu unserem Inneren, der wahren Quelle unserer Selbstheilungskräfte und der Weisheit unseres Körpers.

Um tief und fest schlafen zu können, müssen wir intensiv leben, das heißt, wieder mit uns selbst und unserem inneren Ruhepol in Verbindung kommen. Da sich immer mehr Menschen nach Gelassenheit, Ausgeglichenheit und größerer Erdung sehnen, ist es auch nicht weiter verwunderlich, dass Praktiken wie Yoga und Achtsamkeit im Westen aktuell so hoch im Kurs stehen.

Neue wissenschaftliche Studien zeigen, dass Aufenthalte in der Natur unsere Schlafqualität enorm verbessern können, weil sie uns wieder mit unseren angeborenen Schlafrhythmen verbinden. Für eine Untersuchung, die Kenneth Wright von der US-amerikanischen University of Colorado Boulder 2013 durchführte, begaben

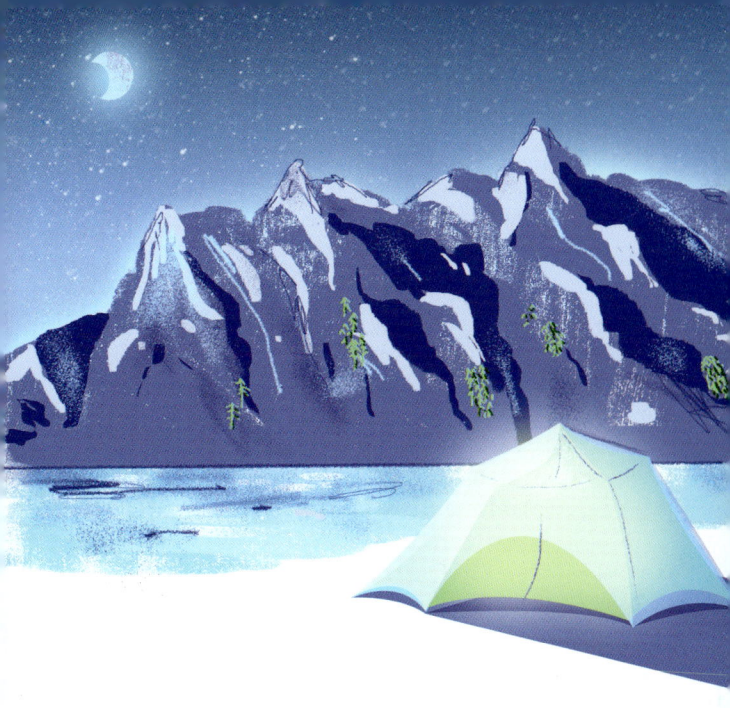

sich Probanden auf einen einwöchigen Campingurlaub. Das Ziel der Studie: herauszufinden, wie sich ein Leben ohne Elektronik und elektrisches Licht auf die innere Uhr der Versuchspersonen auswirkte. Vor und nach der Reise wurde der Spiegel des Schlafhormons Melatonin im Blut der Teilnehmer gemessen. Wright fand heraus, dass die innere Uhr der Leute in ihrer gewohnten zeit-gemäßen Umgebung zwei Stunden nachging. Um dies zu korrigieren, genügte schon eine Woche in der Natur.

Meine Mission

Menschen beim Schlafen zu helfen ist meine Leidenschaft. Denn ich selbst habe mich einst mit Schlafstörungen herumgeschlagen. Als ich sechs Monate alt war, schleppte mich meine Mutter von Arzt zu Arzt. Aber keiner konnte mir helfen. Ich galt als unruhiges Kind. Und unruhig war ich selbst in meinen Dreißigern noch, als ich schwer erkrankte. Zu diesem Zeitpunkt hatte ich bereits promoviert, in Neurophysiologie. Und meine Erkrankung katapultierte mich auf eine persönliche Mission: so viel wie möglich über Schlaf zu erfahren.

In Großunternehmen begann ich bald Vorträge zum Thema zu halten. Mehr als zehn Jahre lang arbeitete ich in einer psychiatrischen Klinik mit Patienten zusammen, zu deren Krankheitsbild auch Schlafmangel und Schlaflosigkeit gehörten. Außerdem mit Spitzenfußballern, Schulkindern, gestressten Müttern und Popstars. Als ich schon fast 25 Jahre lang alle möglichen Schlafprobleme gelöst hatte, fand ich, dass ich immer noch nicht genügend darüber wusste. Also begann ich, mich mit den alten östlichen Wissenschaften, mit Ayurveda und der Traditionellen Chinesischen Medizin zu befassen.

Durch die Kombination meiner Erkenntnisse aus den westlichen Wissenschaften mit den alten Medizinsystemen gelangte ich zu einem ganzheitlicheren Ansatz, wie ich anderen – aber auch mir selbst – zu einem tiefen, erholsamen Schlaf verhelfen konnte.

Schlafen ist ein Akt von Vertrauen und Kontrollverzicht, zu dem es nur kommen kann, wenn wir uns sicher und geborgen fühlen. »Unsere körperlichen Bedürfnisse als wesentlichen Teil unseres Menschseins zu würdigen ist Seelenarbeit«, sagt die Autorin und Pastorin Lynn Casteel Harper. Und genau das würde ich auch von meiner Arbeit behaupten, von der mit meinen Klienten ebenso wie von der an mir selbst.

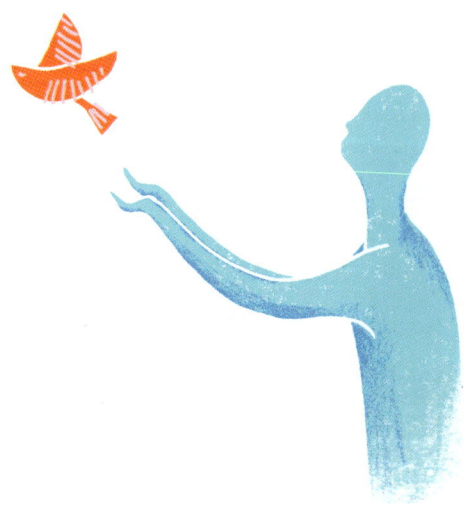

1 Geheimnis Schlaf

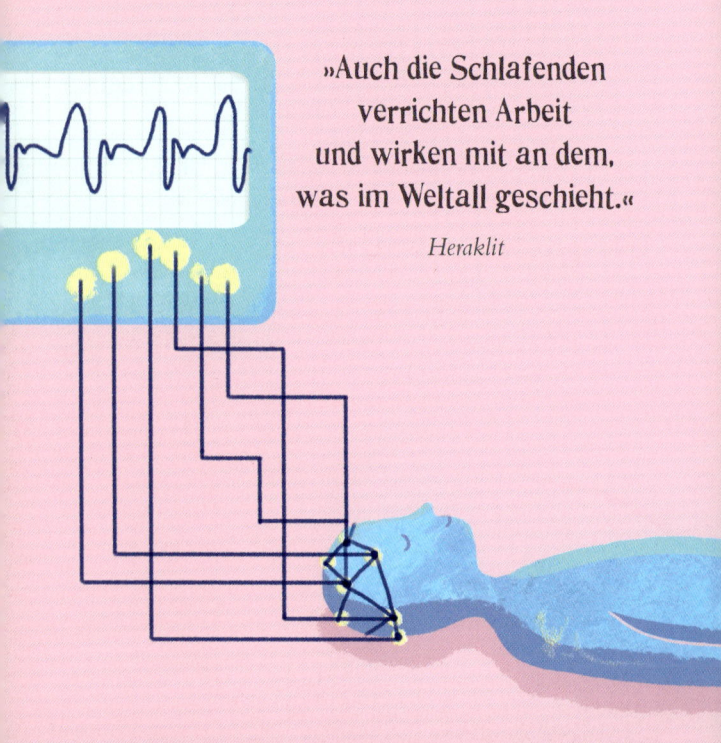

»Auch die Schlafenden
verrichten Arbeit
und wirken mit an dem,
was im Weltall geschieht.«

Heraklit

Den Schlaf messen

Warum schlafen wir überhaupt? Und was genau geschieht dabei? Schlafwissenschaftler suchen schon lange nach Antworten auf diese Fragen. Im Schlaflabor werden im Rahmen einer Polysomnografie mittels am Kopf befestigter Elektroden unter anderem drei Messungen vorgenommen:

- **Hirnstrombild (EEG):** Es misst die elektrische Aktivität im Gehirn in den verschiedenen Phasen des Schlafs.

- **Muskelspannung (EMG):** Je nach Schlafphase verändert sich der Muskeltonus.

- **Augenbewegungen (EOG):** Die Messung der Augenbewegungen hilft, die REM-Phasen während des Schlafs zu erkennen, in denen wir häufig träumen. Diese Phase zeichnet sich durch spezifische Bewegungen der Augäpfel aus.

Schlafzyklen

Wir schlafen in etwa 90-minütigen Zyklen, sogenannten ultradianen Rhythmen. Und auch tagsüber schwankt unser Energielevel im Einklang mit der ultradianen Rhythmik, sodass wir uns mal vital und wach fühlen und dann wieder auf der Stelle einpennen könnten. Jeder 90-minütige Schlafzyklus setzt sich aus fünf Phasen zusammen: Phase 1 und 2 – leichter Schlaf, Phase 3 und 4 – Tiefschlaf, und die fünfte Phase besteht aus 10 bis 15 Minuten REM-Schlaf.

Im Schlaf verhärten sich die Muskeln, um zu verhindern, dass wir unsere Träume ausagieren. Warum aber träumen wir überhaupt? Eine Theorie besagt: zur Ver-

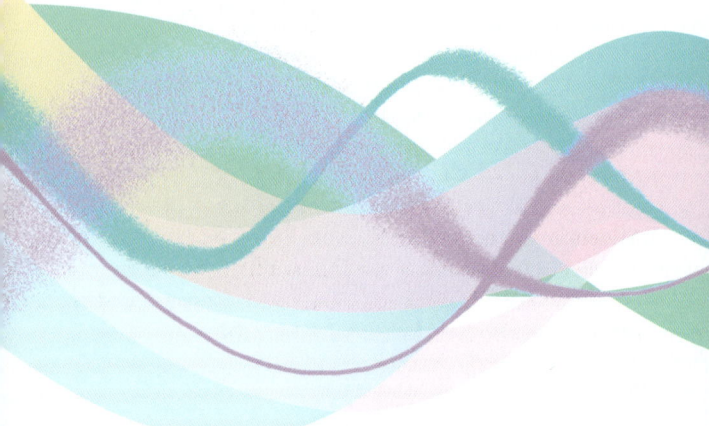

arbeitung der tagsüber erhaltenen Informationen, damit wir also am Morgen fokussiert und hellwach sind. Da wir im Wachzustand mit Infos geradezu bombardiert werden, ist dieses nächtliche Archivieren, Sichten und Einordnen für unser Denkvermögen unverzichtbar.

Wenn die Nacht hereinbricht

Wenn bei Sonnenuntergang die Beleuchtungsstärke unter 200 Lux fällt, empfängt die Zirbeldrüse im Hirn das Signal, die Produktion des Schlafhormons Melatonin aufzunehmen. Diese winzig kleine Drüse ist es, die unsere innere Uhr steuert. Da von dieser inneren Uhr das Wirken aller Körperzellen reguliert wird, kommt es beim Überfliegen von Zeitzonen zum Jetlag.

Die Sehnsucht des Körpers nach Schlaf kann so dringend werden, dass wir sogar von einem »Schlaftrieb« sprechen. Dieser Schlaftrieb wird über den Tag immer stärker – bis er schließlich befriedigt werden muss. Bei großer Erschöpfung kann der Körper sogar mit offenen Augen in einen Mikroschlaf von 1 bis 2 Sekunden Länge fallen. Doch wenn Sie morgens allzu lang dösen und damit Ihr Schlafbedürfnis reduzieren, riskieren Sie, dass Ihr Nachtschlaf empfindlich gestört wird.

Schlafen wie
unsere Vorfahren

Eine andere Perspektive auf unser Schlafverhalten ergibt sich aus der Analyse der Schlafmuster unserer Ahnen. Wissenschaftliche Untersuchungen deuten darauf hin, dass die Menschen in vorindustrieller Zeit in zwei Zyklen schliefen, die auch als »erster« und »zweiter Schlaf« bezeichnet wurden.

Jeder dieser Zyklen dauerte etwa vier Stunden. Dazwischen lagen zwei, drei Stunden, in denen unsere Vorfahren allerlei Aktivitäten nachgingen, sich zum Beispiel miteinander unterhielten, lasen, beteten oder Sex hatten. Zusätzlich gönnten sie sich nach Bedarf vermutlich auch nachmittags noch ein Nickerchen.

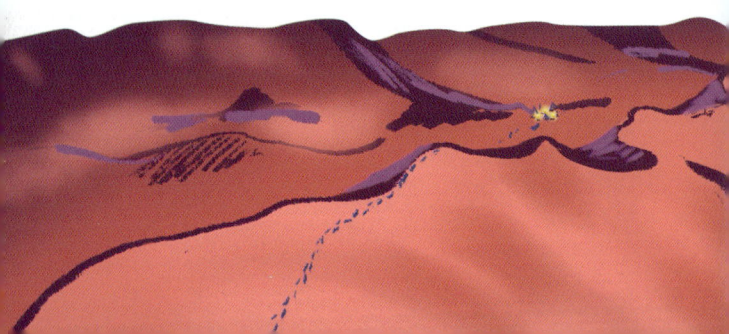

Dieses Muster nennt man auch »segmentierten Schlaf«. Und es erklärt, warum wir oft in den frühen Morgenstunden – meistens gegen zwei oder drei – aufwachen und ziemlich wach sind. Das ist völlig normal. Vielen Kreativen gelangen gerade zu dieser Tageszeit die besten Arbeiten. Doch in unserer modernen Welt, in der Schlaf und Ruhephasen zu kostbaren Gütern geworden sind und wir ständig versuchen, unsere Produktivität weiter zu steigern, ist der segmentierte Schlaf zum Problem geworden. Heutzutage sorgen sich viele, wenn sie so früh am Morgen aufwachen. Und genau dieses Sorgen verhindert, dass sie wieder einschlafen können.

Auch kommen einem manche Probleme, die bei Licht betrachtet kaum der Erwähnung wert sind, zu so früher Stunde schier unüberwindlich vor. Doch allein das Wissen darum dürfte Ihnen, sollten Sie sich demnächst bei nächtlichen Grübeleien ertappen, aus der Sorgenspirale heraushelfen.

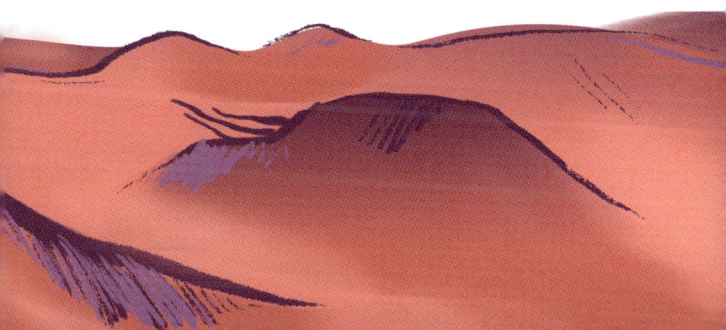

Östliche Perspektiven

Der westlichen Schlafforschung sind schon große Fort-
schritte gelungen. Doch erst in Kombination mit den
Erkenntnissen, die alte Kulturen im Lauf der Jahrtau-
sende gewonnen haben, vervollständigt sich das Bild
von den Wohltaten und gigantischen Heilkräften des
Schlafes.

In einigen Kulturen wird der Tiefschlaf mit der spiritu-
ellen Funktion einer Verbindung zur göttlichen Quelle
aller Energien assoziiert. Und ja, auch mir ist aufge-
fallen, dass Menschen, die schlecht schlafen, über kurz
oder lang an Mut und Lebensfreude verlieren.

Traditionelle Chinesische Medizin (TCM)

Schon vor langer Zeit entdeckte die TCM eine »Organ-
uhr«, die den Weg der Energie durch den Körper nach-
zeichnet sowie die Regeneration der verschiedenen
Körperfunktionen erklärt. Und zwar in enger – zwei-
stundenweiser – Relation zur Uhrzeit. Ein Blick auf den
nächtlichen Teil der 24-Stunden-Uhr (gegenüberliegen-
de Seite) zeigt, warum die Schlafzyklen und -phasen so
wichtig sind. Und er macht auch verständlich, warum
wir zu einer bestimmten Zeit ins Bett gehen und morgens aufstehen müssen, wenn wir bei bester Gesundheit
bleiben wollen.

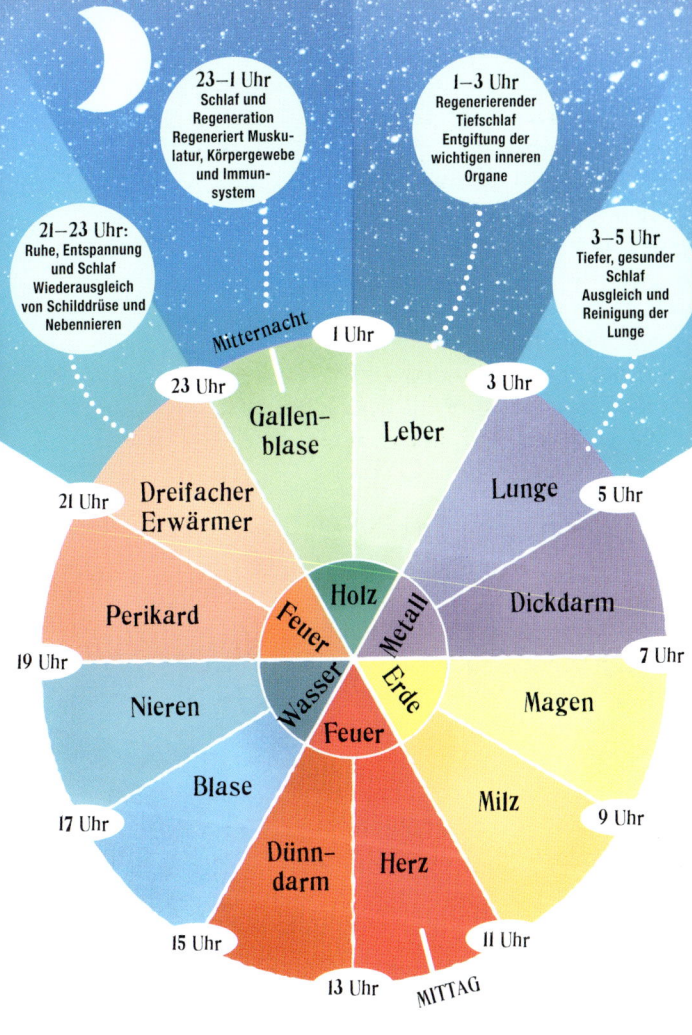

23–1 Uhr
Schlaf und Regeneration Regeneriert Muskulatur, Körpergewebe und Immunsystem

1–3 Uhr
Regenerierender Tiefschlaf Entgiftung der wichtigen inneren Organe

21–23 Uhr:
Ruhe, Entspannung und Schlaf Wiederausgleich von Schilddrüse und Nebennieren

3–5 Uhr
Tiefer, gesunder Schlaf Ausgleich und Reinigung der Lunge

Mitternacht
1 Uhr
23 Uhr
3 Uhr
21 Uhr
5 Uhr
19 Uhr
7 Uhr
17 Uhr
9 Uhr
15 Uhr
11 Uhr
13 Uhr
MITTAG

Gallen-blase
Leber
Dreifacher Erwärmer
Lunge
Perikard
Dickdarm
Nieren
Magen
Blase
Milz
Dünn-darm
Herz

Holz
Metall
Feuer
Erde
Wasser
Feuer

Während meiner langjährigen Arbeit mit zahlreichen Klienten konnte ich mir ein Bild von den emotionalen und mentalen Folgen schlechten Schlafens machen. Meine Beobachtungen, die mit den Theorien der TCM übereinstimmen, unterstreichen, wie wichtig es ist, die richtige Menge der richtigen Art von Schlaf zu bekommen und sich gute Schlafgewohnheiten anzueignen. Wiederholtes Ausbleiben wichtiger Schlafphasen kann zu körperlichen und/oder psychischen Störungen führen.

Die wichtigsten Aspekte eines guten Nachtschlafes sind:

- **Runterfahren zur Vorbereitung auf den Schlaf:** (Bett-)Ruhe ab etwa 21 bis 23 Uhr stimmt uns auf guten Schlaf ein. In dieser Ruhephase werden Schilddrüse und Nebennieren ausbalanciert und der Stoffwechsel auf Vordermann gebracht.

- **Abbau der Stresshormone:** Ebenfalls zwischen 21 und 23 Uhr werden sympathisches und parasympathisches Nervensystem ausgeglichen, Adrenalin-, Noradrenalin- und Cortisolspiegel fallen ab, und Stressempfindungen lassen nach. Ferner nimmt das Gehirn eine wichtige Reinigung seiner Archivsysteme vor, damit wir den nächsten Morgen scharfsinnig und hellwach erleben.

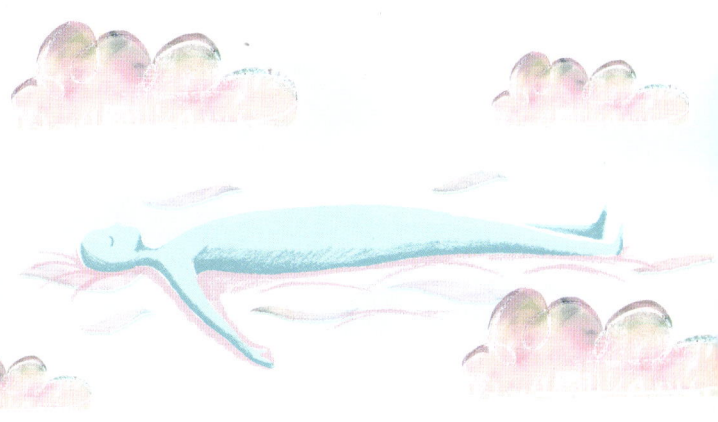

● **Tiefschlaf zwischen 1 und 3 Uhr nachts:** In dieser Zeit kann der Tiefschlaf Körper, Geist und Seele am besten heilen. In der TCM nennt man sie »Leber-Zeit«, weil die Leber zu dieser Zeit das Blut filtert und reinigt und das Chi (die vitale Lebenskraft) aufgefüllt wird. Zugleich werden Angst und Zorn abgeschwächt.

● **Gönnen wir dem Körper Zeit, sich zu reinigen:** Zwischen 3 und 5 Uhr früh durchläuft die Lunge einen Säuberungsprozess – weshalb Raucher zu der Zeit auch oft husten müssen. Gelindert werden Empfindungen von Trauer und Traurigkeit.

Ayurveda, die Heilwissenschaft Indiens

Dem als »Wissen vom Leben« bekannten Ayurveda verdanken wir wichtige Erkenntnisse über den Schlaf, insbesondere den in Schieflage geratenen Schlaf. Die über 5000 Jahre alte ganzheitliche Wissenschaft geht auf indische Mönche zurück, die sehr auf den Erhalt ihrer Gesundheit bedacht waren. Sie glaubten nämlich, dass beste physische Gesundheit auch ihre spirituelle Entwicklung befördern würde. Ihre Erkenntnisse und Empfehlungen wurden in alten Sanskrittexten (wie etwa dem *Rigveda*) festgehalten und sind auch heute noch zugänglich.

Im Ayurveda ist *Sattva* (das Adjektiv sattvisch ist davon ableitet) eines der drei *Gunas*, also der drei natürlichen Eigenschaften oder auch Energietypen:

- **Sattva:** geht auf die Silbe *sat* (»sein«) zurück und bezeichnet einen zutiefst friedvollen Zustand der Ruhe, in dem nichts zu tun ist – die ultimative Ausgeglichenheit.

- **Rajas:** ist von der Silbe *raj* (»glühen«) abgeleitet und bezeichnet einen (über)aktiven Zustand, in dem der Geist zu Hyperaktivität neigt.

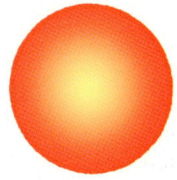

● **Tamas:** geht auf die Silbe *tam* zurück und bedeutet »untergehen«. In diesem Zustand der Schwere und Mattheit, der Trägheit und des Stillstands ist der Geist ausgesprochen inaktiv.

Um klar, gelassen, kreativ denken und die Probleme lösen zu können, vor die uns das Leben stellt, müssen die drei Gunas im Gleichgewicht sein; die *Rajas*-Energie ermöglicht uns die praktische Umsetzung der gefundenen Lösungen; die Tamas-Energie lässt uns das Tempo rausnehmen und bestimmte Aktivitäten runterfahren, sobald das Problem beseitigt ist.

Zwar streben wir ausgeglichenen *sattvischen* Schlaf an, doch in unserer gegenwärtigen Welt, die so anspruchsvoll und rajassisch ist, pendeln Energie und Schlafmuster bei vielen extrem zwischen *Rajas* und *Tamas*: zwischen hyperaktiv, überreizt, unfähig zur Entspannung und chronischer Müdigkeit und Erschöpfung. Dann sind wir »todmüde, aber total aufgedreht«.

Während sich der sattvische Schlaf intensiv und verjüngend anfühlt, ist der *rajassische* unruhig, sorgenerfüllt, voller Träume und Gedanken, von häufigem Aufwachen unterbrochen. Der tamassische Schlaf dagegen ist so tief, dass er an eine Ohnmacht erinnert. Man verschläft leicht, ist beim Aufwachen noch müde, würde am liebsten weiterschlafen. Zu viel davon kann Niedergeschlagenheit und Hoffnungslosigkeit erzeugen.

2 Schlaf-
störungen

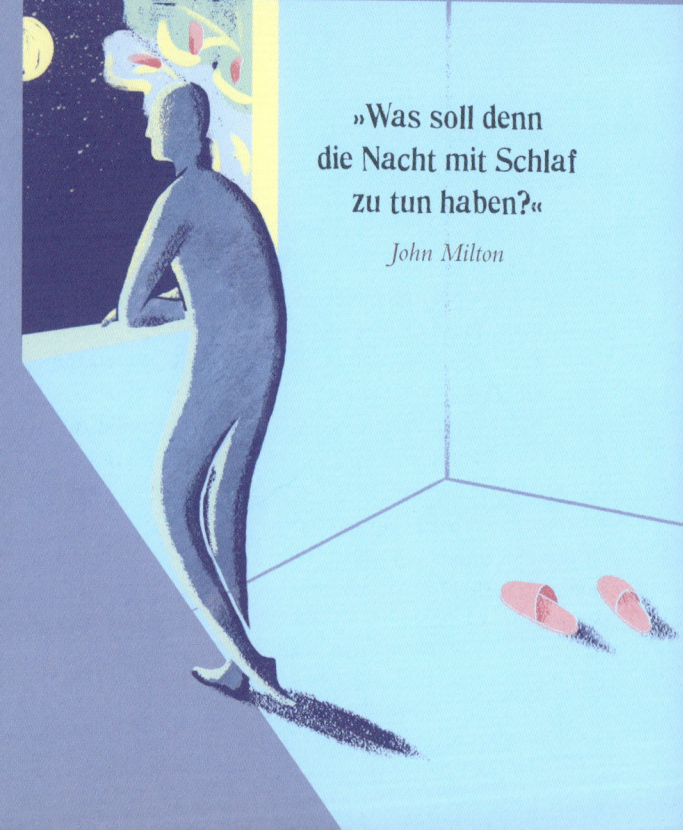

»Was soll denn
die Nacht mit Schlaf
zu tun haben?«

John Milton

Warum bloß kann ich nicht schlafen?

Die meistverbreiteten Schlafstörungen sind:

- schlecht einschlafen
- nicht durchschlafen
- zu viel Schlaf und immer noch müde (Hypersomnie)
- Parasomnien wie Albträume, Nachtängste, Schlafwandeln, im Schlaf sprechen, mit den Zähnen Knirschen
- Restless-legs-Syndrom (Ruhelose Beine)
- Schnarchen und Schlafapnoe

Ich habe noch ein anderes Schlafproblem beobachtet, das ich »Wer braucht denn schon Schlaf«-Störung nenne. Obwohl es sich dabei nicht um ein offiziell anerkanntes Syndrom handelt, kenne ich viele Menschen, die meinen, sie bräuchten keinen Schlaf. Für sie ist er höchstens Luxus, mitunter sogar eine Schwäche. Wissenschaftler der britischen University of Oxford bezeichnen diese Haltung als »Schlafarroganz«: wenn man beim Versuch, mit den Anforderungen des Lebens Schritt zu halten, die eigenen Bedürfnisse ignoriert und ständig gegen die innere Uhr agiert.

Sie kriegen das schon hin: Eine Fallstudie

Ich habe einmal mit einem berühmten Fußballer zusammengearbeitet, der sich vor einem großen Spiel oft sorgte, nicht schlafen zu können. Weil er Angst hatte, am nächsten Tag nicht leistungsstark genug zu sein.

Solche Gedanken machen wir uns alle von Zeit zu Zeit. Womöglich vor einer Prüfung, einem wichtigen Bewerbungsgespräch oder am Vorabend unserer Hochzeit.

Typisches Szenario: das Sonntagabend-Syndrom. Wenn man in Anbetracht der kommenden Woche nicht einschlafen kann, weil man sich ständig sagt: »Ich muss heute Nacht unbedingt gut schlafen, weil nächste Woche so viel zu tun ist.« Man spricht in diesem Zusammenhang auch gern vom »Affengeist«. Und der kann tatsächlich einige der chronischen Schlafstörungen auslösen, bei denen einen allein die Angst, nicht schlafen zu können, vom Ein- oder Durchschlafen abhält.

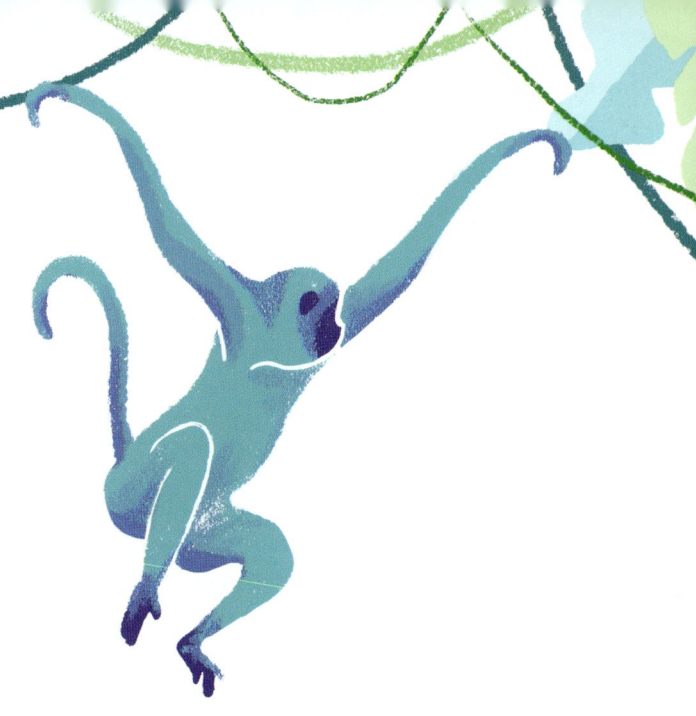

Wie aber gelingt es nun, den Affengeist zur Ruhe zu bringen, wenn man seinen Schlaf braucht? Zunächst müssen Sie sich klarmachen, dass es keine Katastrophe ist, wenn Sie nicht schlafen. Ja, Schlaf ist wichtig und Nicht-Schlafen (besonders viele Nächte hintereinander) schadet der Gesundheit und dem Wohlbefinden. Aber keine Sorge: Mit der einen oder anderen durchwachten Nacht kommen wir alle bemerkenswert gut klar.

Schlaf ist nicht die einzige Möglichkeit, Energie zu tanken

Unsere Energie beziehen wir nicht aus dem Schlaf allein. Sondern auch aus der Nahrung, die wir zu uns nehmen, aus dem Sport, aus unserer Atmung, unseren Beziehungen, aus der Art, wie wir denken und handeln. Der wichtigste Aspekt unserer Energie entstammt wahrscheinlich den Dingen, die wir für unser Herz und unsere Seele tun. Denken Sie nur mal an Zeiten, in denen Sie verliebt waren oder total fasziniert von einem neuen Job, einem bestimmten Projekt – da waren Sie wahrscheinlich so aufgeregt, dass Sie gar keinen Schlaf brauchten und trotzdem am nächsten Tag topfit waren. Glücklich und voller Energie. Oder denken Sie an die durchwachten Nächte vor dem Examen oder einem wichtigen Vorstellungsgespräch – das Sie dann doch mit Bravour absolvierten.

Nachdem ich dem Fußballer das alles erzählt hatte, veränderte er seine Haltung in puncto Schlaf. Er machte

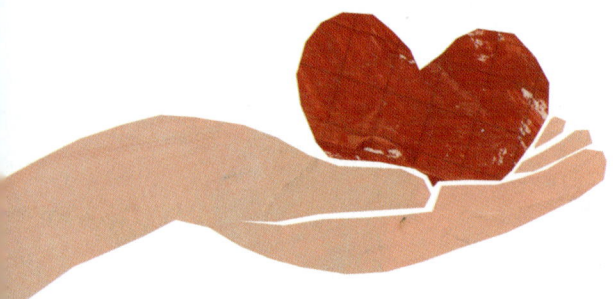

sich klar, dass seine Leistungen am nächsten Tag okay – wenn nicht gar überragend – sein würden. Und so, wie sich seine Einstellung wandelte, verbesserte sich auch sein Verhältnis zum Schlaf. Inzwischen schlummert er vor jedem großen Spiel unbeschwert wie ein Baby.

Wir brauchen eine entspannte Haltung zum Schlaf. Vergessen wir nicht: Es geht darum, die Kontrolle aufzugeben. Loszulassen und auf uns zu vertrauen.

Sollte der Affengeist demnächst wieder einmal versuchen, Ihnen den Schlaf zu vereiteln, dann führen Sie sich vor Augen:

- Nachts aufzuwachen ist vollkommen normal.
- Ja, man kann auch mit offenen Augen schlafen. Und ja, wahrscheinlich bekommen Sie (etwa beim Fernsehen) mehr Schlaf, als Sie denken.
- Manchmal schlecht zu schlafen ist auch normal.

Also hören Sie auf, sich Sorgen zu machen. Lassen Sie die Schultern hängen, entspannen Sie die Stirn, den Kiefer, atmen Sie tief ein … dann atmen Sie aus und lassen los.

Vertrauen.

Kommen Sie zur Ruhe.

3 Wie Sie schlafen, so sind Sie

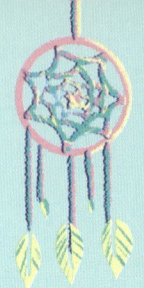

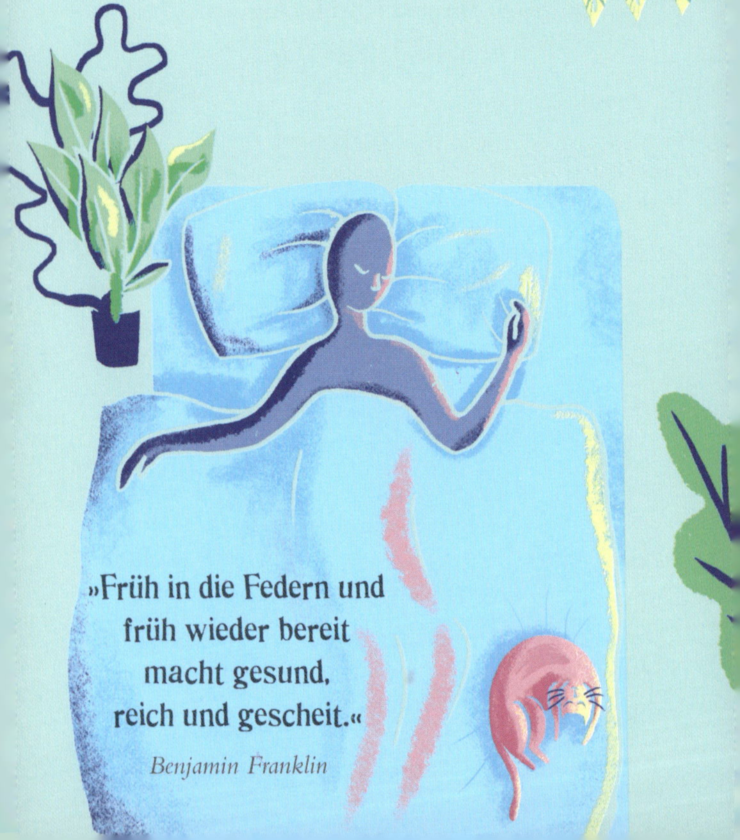

»Früh in die Federn und
früh wieder bereit
macht gesund,
reich und gescheit.«

Benjamin Franklin

Ihr Verhältnis zum Schlaf

Jeder von uns hat seine ganz eigene Beziehung zum Schlaf. Wie sieht Ihre aus?

- Welches Verhältnis haben Sie zum Schlaf?

- Wann gehen Sie abends am liebsten ins Bett?

- Welche Seite des Bettes bevorzugen Sie?

- Was tun Sie gern vor dem Zubettgehen?

- Und? Hilft Ihnen das beim Einschlafen?

- Schlafen Sie gern?

- Hat Schlafen für Sie Priorität, oder betrachten Sie ihn eher als Luxus – etwas für Zeiten, in denen Sie partout nichts anderes zu tun haben?

- Graut Ihnen vor dem abendlichen Einschlafen?

- Wissen Sie, was Sie tun müssen, um nachts gut zu schlafen?

Welcher Schlaftyp sind Sie?

Eine Art, sich Ihren Schlafpräferenzen anzunähern, ist die Frage nach Ihrem Chronotyp – ob Sie also Morgen- oder Abendmensch sind – und wie sich das auf die Verteilung Ihres Energiehaushaltes über den Tag auswirkt. Es heißt zwar oft, der Chronotyp sei genetisch bedingt, ich glaube aber, dass unsere Energie- und Schlafmuster auch entscheidend von Verhaltensweisen und Gewohnheiten geprägt werden, die wir uns teilweise bereits in der Kindheit zugelegt haben.

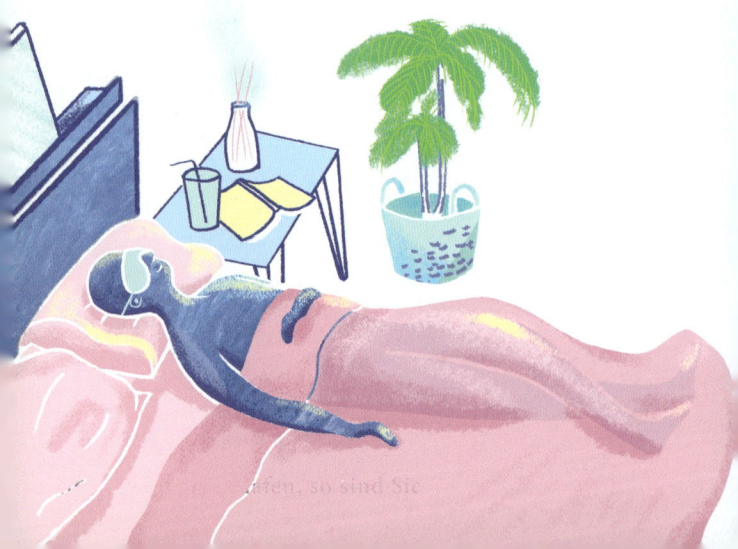

Sensible und Martini-Schläfer

Auf Basis meiner mehr als 20-jährigen Arbeit mit ganz verschiedenen Gruppen von Menschen konnte ich zwei Schlaftypen ausmachen: den sensiblen und den Martini-Schläfer. Meine Klienten finden diese Unterscheidung hilfreich, weil sie ihnen nicht nur wertvolle Hinweise auf ihr Schlafmuster gibt, sondern auch auf ihre Persönlichkeit.

Als sensibler Schläfer wachen Sie womöglich schon beim geringsten Geräusch auf. Vielleicht sind Sie aber auch empfindlich gegenüber Bildern oder Gerüchen. Was Sie vor dem Zubettgehen lesen, im TV sehen oder worüber Sie sich unterhalten, kann sich auf Ihr Schlafverhalten – das Ein- bzw. Durchschlafen – auswirken und sogar auf Ihre Träume. Sensible Schläfer schlafen in der Regel am liebsten im eigenen Bett und obendrein auf »ihrer« Seite. Die meisten geben einem bestimmten Kopfkissen den Vorzug – und nehmen es sogar auf Reisen mit.

Sensible Schläfer sind oft überaus empathisch und har-
moniebedürftig. Ihr Nervensystem kann, vor allem
in ungewohnter Umgebung, »launisch« und unstet sein.
Die Traurigkeit und den Schmerz anderer erleben sie,
als müssten sie sie selbst ertragen, und abends fällt ihnen
das Abschalten schwer. Um ruhig schlafen zu können,
brauchen sie das Gefühl von Sicherheit, Geborgenheit
und Harmonie.

Im Gegensatz dazu können Martini-Schläfer Probleme
richtiggehend überschlafen. Und immer und überall
schlafen, eben »zu jeder Gelegenheit« (wie es im Werbe-
slogan für Martini 1959 hieß). Sie verstehen überhaupt
nicht, wie man so ein Tamtam ums Schlafen machen kann. Man legt sich doch einfach hin und
tut's, oder? Allerdings leiden sie womöglich an
Hypersomnie, schlafen also zu viel, werden
schlapp und unmotiviert.

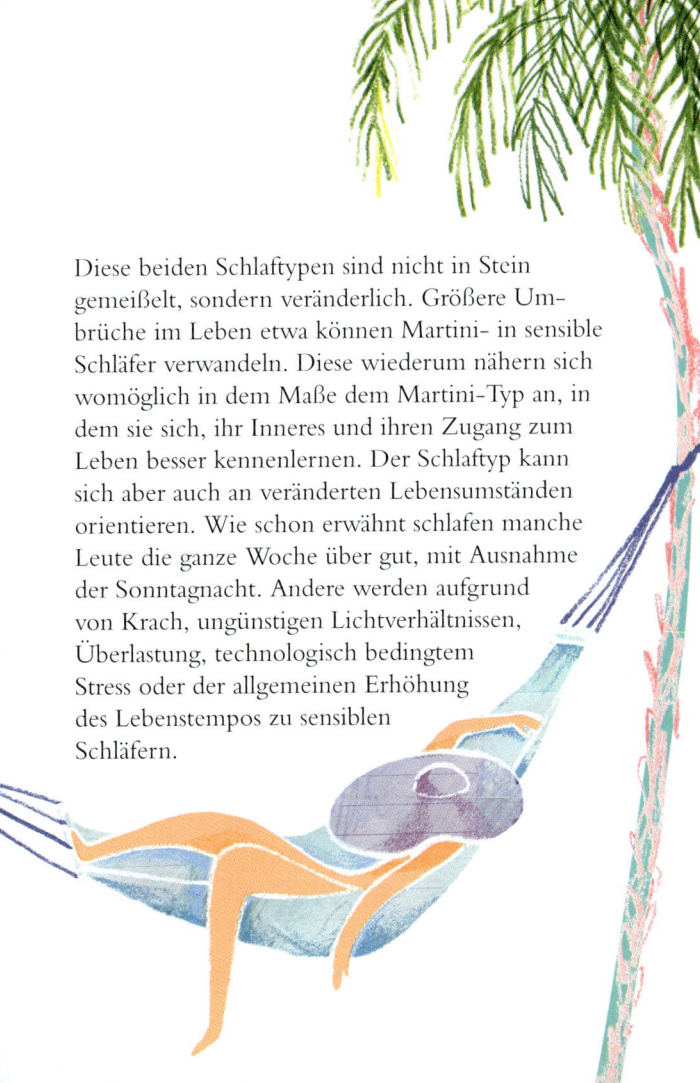

Diese beiden Schlaftypen sind nicht in Stein gemeißelt, sondern veränderlich. Größere Umbrüche im Leben etwa können Martini- in sensible Schläfer verwandeln. Diese wiederum nähern sich womöglich in dem Maße dem Martini-Typ an, in dem sie sich, ihr Inneres und ihren Zugang zum Leben besser kennenlernen. Der Schlaftyp kann sich aber auch an veränderten Lebensumständen orientieren. Wie schon erwähnt schlafen manche Leute die ganze Woche über gut, mit Ausnahme der Sonntagnacht. Andere werden aufgrund von Krach, ungünstigen Lichtverhältnissen, Überlastung, technologisch bedingtem Stress oder der allgemeinen Erhöhung des Lebenstempos zu sensiblen Schläfern.

Aus ayurvedischer Sicht

Wie die Traditionelle Chinesische Medizin geht auch der Ayurveda davon aus, dass jedes Individuum einzigartig ist und es keine allgemeingültigen Rezepte gibt. Demnach stellt jeder Mensch eine ganz eigene Mischung der drei Haupt-*Doshas* (Energien) dar, die ihm seine unvergleichliche Physis und Psyche verleihen.

Die drei *Doshas* sind:

- **Vata:** die mit Bewegung assoziierte »Luftenergie« – Herzschlag, Kreislauf, Atmung, Augenblinzeln

- **Pitta:** die mit dem Stoffwechsel assoziierte »Feuerenergie«, zum Beispiel Verdauung, Nahrungsaufnahme, Körpertemperatur

- **Kapha:** die mit körperlichen Entwicklungsprozessen verbundene »Wasserenergie«, die Flüssigkeitshaushalt sowie Immunsystem aufrechterhält und die Haut befeuchtet

Ein Ungleichgewicht der *Doshas* führt nicht nur zu physischen Beschwerden, sondern auch zu Schlafstörungen.

Vata	Grübelt, schläft schlecht ein- und/oder durch; ist müde, aber aufgedreht; hat Angst vor dem kommenden Tag; kann nicht aufhören zu denken; schläft unruhig und flach; ist morgens müde.
Pitta	schläft problemlos ein, wacht aber früh auf und kann nicht mehr einschlafen; das betrifft vor allem Menschen, die unter Stress stehen oder ein emotionales Trauma erlebt haben.
Kapha	häufiges Verschlafen, Hypersomnie; schläft lang und tief, ist beim Aufwachen aber erschöpft; tagsüber lethargisch und träge.

Richtig schlafen – typgerecht

Vata: Vermeiden Sie abends jede Form von Reiz-überflutung. Wichtig ist eine regelmäßige Routine zum Runterkommen. Versuchen Sie, früh – gegen 21.30 Uhr – ins Bett zu gehen, damit Sie geistig rechtzeitig zur Ruhe kommen. Bemühen Sie sich, das Element Vata im Zaum zu halten.

Pitta: Schlafen Sie bei niedrigen Temperaturen. Besprühen Sie Ihr Kopfkissen mit kühlendem Eukalyptusöl. Vermeiden Sie anstrengenden Sport vor dem Zubettgehen. Verzichten Sie abends auf scharf gewürztes Essen und reduzieren Sie Ihren Koffein- und Alkoholkonsum.

Kapha: Wachen Sie früh auf – idealerweise vor 6 Uhr. Stellen Sie sich einen Wecker – notfalls auch mehrere – und stellen Sie ihn/sie so weit entfernt von Ihrem Bett auf, dass Sie aufstehen müssen, um den Aus-Knopf drücken zu können. Frühsport tut Ihnen gut. Bleiben Sie auch tagsüber aktiv und vermeiden Sie allzu langes Sitzen. Nehmen Sie abends nur leichte Speisen zu sich und meiden Sie Kohlenhydrate im Übermaß.

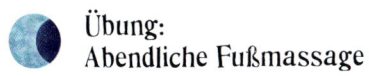

Übung:
Abendliche Fußmassage

Fußmassagen gleichen die *Doshas* so gut aus, dass wir eigentlich alle davon profitieren können – selbst die wasserbetonten Martini-Kapha-Typen. Allein schon das Einreiben der Fußsohlen mit Öl beruhigt *Vata* und kann – besonders abends – zur geistigen Beruhigung beitragen.

1. Schaffen Sie sich eine schöne Atmosphäre; zünden Sie eventuell eine Kerze an oder lassen Sie entspannende Musik laufen.

2. Erwärmen Sie etwas Massageöl (vorzugsweise Kokosnussöl) und massieren Sie sich die Fußsohlen mit kreisenden Bewegungen des Daumens – für zehn Minuten oder so lange, bis Ihre Haut das Öl ganz aufgenommen hat. Lassen Sie sich Zeit und genießen Sie das Gefühl, sich eines zumeist vernachlässigten Teils Ihres Körpers anzunehmen. Denken Sie während der Massage an etwas Schönes – machen Sie eine richtige kleine Meditation daraus.

3. Anschließend ziehen Sie warme Baumwollsocken an, gehen ins Bett und bereiten sich darauf vor, wie ein Baby zu schlummern.

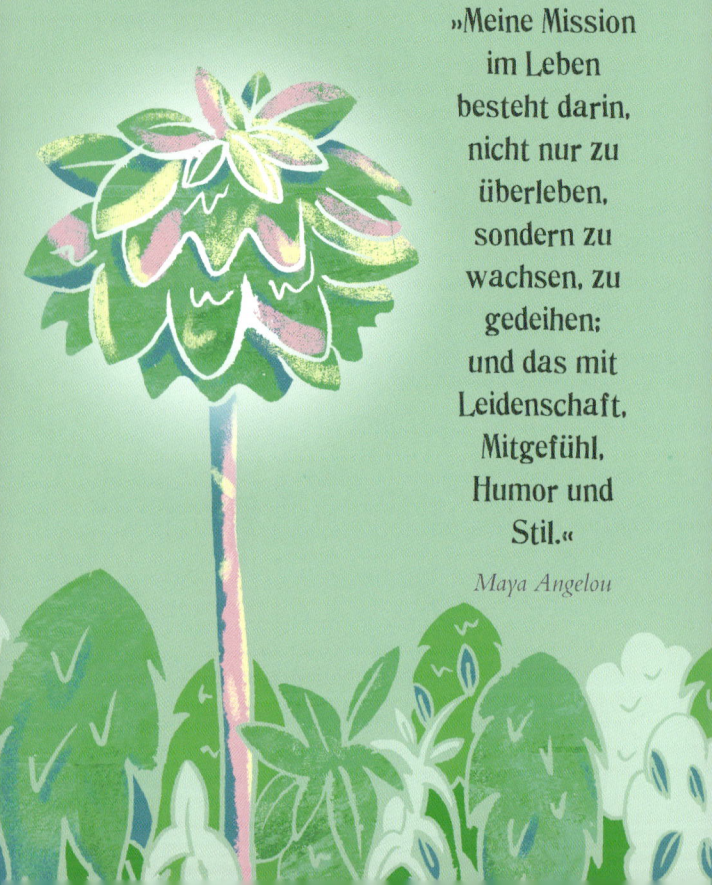

4 Nicht nur überleben: gedeihen

»Meine Mission
im Leben
besteht darin,
nicht nur zu
überleben,
sondern zu
wachsen, zu
gedeihen;
und das mit
Leidenschaft,
Mitgefühl,
Humor und
Stil.«

Maya Angelou

Wenn Ihr Nervenkostüm angespannt ist

Wie haben Sie sich heute Morgen beim Aufwachen
gefühlt? Haben Sie die Augen mit einem Lächeln auf
den Lippen aufgeschlagen und sich auf den vor Ihnen
liegenden Tag gefreut? Oder war ihr Geist bereits in
Aufruhr, hat sich um all die »Ich muss …« und »Ich
sollte …« gedreht?

Haben Sie sofort nach dem Aufwachen zum Handy
gegriffen und Ihre Inbox gecheckt? Hatten Sie einen
Knoten im Magen? Haben Sie das Frühstück ausgelas-
sen, dafür aber eine Tasse Tee oder Kaffee getrunken?
Die Welt legt mittlerweile ein derartiges Tempo an den
Tag, dass viele nur noch den Überlebensmodus kennen,
ständig in der Zukunft leben und unfähig sind, den
Moment zu genießen.

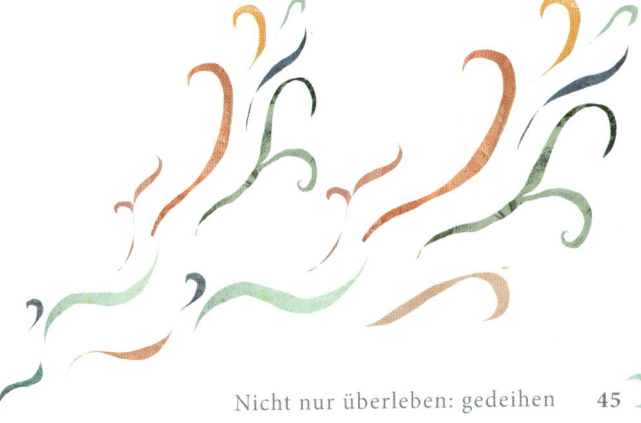

Multitalent Nervensystem

Genial! Unser Nervensystem ist so angelegt, dass es sowohl unserem Überleben dient als auch unserer Sicherheit. Je nachdem, was sich in der Außenwelt abspielt, hilft es uns, Bedrohungen abzuwenden und unversehrt zu bleiben. Oder aber es sorgt dafür, dass wir ein freudvolles, erholsames Leben führen können.

Das autonome Nervensystem unterteilt sich in Sympathikus (»Kampf oder Flucht«) und Parasympathikus (Ruhe, Heilung und schlaf). Sind wir nervös, ängstlich und misstrauisch, ist eher der Sympathikus aktiv. Fühlen wir uns dagegen ausgeglichen und gelassen, der Parasympathikus. Dann können wir auch tief, fest und erholsam schlafen.

Anders ausgedrückt: Im Überlebensmodus kann man nicht schlafen. Dieses Charakteristikum unserer Physiologie geht weit in die Vergangenheit zurück – auf unsere jagenden und sammelnden Ahnen –, ist heute aber leider nicht mehr besonders hilfreich.

Tiefschlaf in Sicherheit

Wenn wir uns – geistig, körperlich, nervlich – sicher fühlen, können wir *sattvisch schlafen*. Aber was heißt das eigentlich: sich sicher fühlen? Dass wir uns im Kern als stabil und gefestigt empfinden, was immer auch geschieht. Dabei ist es heutzutage ja viel leichter, die Welt als unsicher zu erleben. Hinzu kommt, dass wir dazu neigen, uns den Kopf mit Infos zuzuballern, die diese Überzeugung noch bestätigen. Da ist es doch kein Wunder, wenn viele schlecht schlafen!

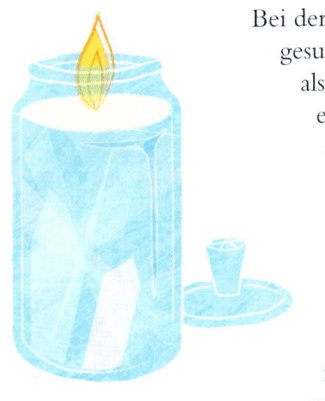

Bei der Rückeroberung eines gesunden Schlafes geht es also um die Erschaffung eines inneren Kerns, in dem Sicherheit und Geborgenheit herrschen, und um einen Lebensstil, der das Nervensystem unterstützt und es – sollte es sich im Überlebensmodus befinden – auf »Sicherheit« umprogrammiert.

Schritte hin zu einem Gefühl der Sicherheit

Der erste Schritt liegt in der Atemarbeit. Wir holen etwa 20 000 bis 25 000 Mal Luft pro Tag, und die meisten dieser Atemzüge laufen vollkommen unbewusst ab. Befinden wir uns im Überlebensmodus, atmen wir meistens flach und wenig vitalisierend. Mitunter sogar so, dass wir uns noch gestresster und unter mehr Adrenalin fühlen als sonst. Dann kommt es zu Nacken- und Schulterverspannungen, die ihrerseits zu Kopfschmerzen und Schläfrigkeit führen.

Unsere Atmung beeinflusst auch, ob unser Sympathikus aktiv ist oder der Parasympathikus. Sind Sie ängstlich, atmen oberflächlich, schnell und flach, ist überwiegend der Sympathikus am Werk. Sind Sie dagegen entspannt, atmen Sie langsam und aus dem Bauch heraus, wird der Nervus Vagus aktiviert, der durch das Zwerchfell verläuft und der größte Nerv des Parasympathikus ist.

Man kann sich also buchstäblich den Weg eratmen – sei es in das reine Überleben oder aber auch in die Sicherheit. Und der Weg zu einem besseren Schlaf beginnt mit ersten kleinen Babyschrittchen. Der erste Schritt zu dieser Verantwortung ist Achtsamkeit … und wer die Verantwortung übernimmt, trifft womöglich auch andere – bessere – Entscheidungen.

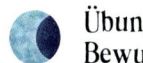 **Übung:**
Bewusstes Atmen

1. Legen Sie das Buch kurz weg, um sich Ihre Atmung bewusst zu machen. Haben Sie beim Lesen die Luft angehalten oder hat bereits der Abschnitt über das Atmen dazu geführt, dass Sie auf Ihre Atmung geachtet haben?

2. Legen Sie die linke Hand über dem Herzen auf Ihre Brust; die rechte platzieren Sie oberhalb des Nabels auf Ihrem Bauch. Schauen Sie, wie sich die Hände im Rhythmus Ihres Atmens auf und ab bewegen. Registrieren Sie es einfach! Mehr brauchen Sie nicht zu tun. Verändern Sie Ihre Atmung nicht. Überlassen Sie sie ganz sich selbst. Werden Sie sich ihrer lediglich bewusst.

5 In zehn Schritten zu großartigem Schlaf

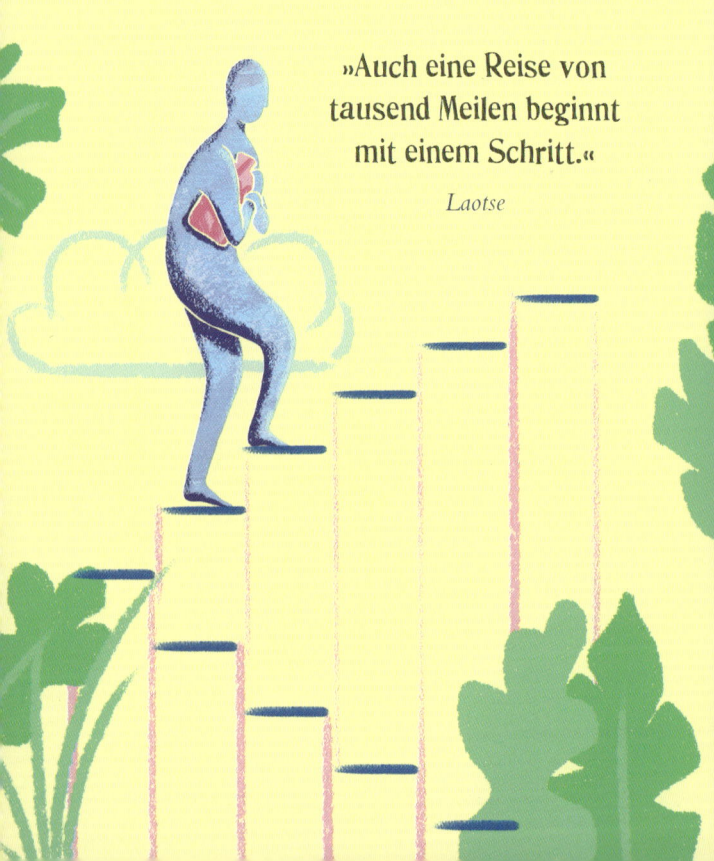

»Auch eine Reise von
tausend Meilen beginnt
mit einem Schritt.«

Laotse

Tipps – geprüft und erprobt

Ich gebe Ihnen jetzt zehn Tipps, die Ihren Schlaf entscheidend verbessern werden. Ausprobiert habe ich sie nicht nur mit den Tausenden von Menschen, mit denen ich im Laufe der Zeit gearbeitet habe, sondern auch an mir selbst. Ich weiß deshalb, dass sie wirken. Fangen Sie gleich heute damit an (und wenn Sie Schlaftabletten nehmen, hören Sie nicht abrupt damit auf). Schon in 7 bis 10 Tagen werden Sie den Unterschied spüren. Idealerweise bleiben Sie 21 bis 28 Tage dabei, damit daraus eine echte Gewohnheit werden kann.

1. Essen Sie in den ersten 30 Minuten nach dem Aufstehen eine Kleinigkeit.

2. Reduzieren Sie Ihren Koffeinkonsum.

3. Trinken Sie viel Wasser.

4. Gehen Sie früh ins Bett.

5. Hören Sie mit Messen und Stundenzählen auf!

6. Gönnen Sie sich Technikpausen.

7. Machen Sie aus Ihrem Schlafzimmer ein kleines Heiligtum.

8. Bewegen Sie sich.

9. Lassen Sie los.

10. Verbinden Sie sich mit der Natur.

1 Essen Sie in den ersten 30 Minuten nach dem Aufstehen eine Kleinigkeit

Frühstücken ist besonders wichtig, wenn Ihr Nervensystem bereits beim Aufwachen im Überlebensmodus ist. Ein Snack wie 8 Mandeln und 2 Datteln kann reichen, um dem Stoffwechsel einen Kick zu geben und den Blutzuckerspiegel zu stabilisieren. Essen in den ersten 30 Minuten nach dem Aufstehen hält Ihren Körper davon ab, in den Überlebensmodus zu fallen, und programmiert ihn auf »Sicherheit«.

Mit der Zeit reagiert der Stoffwechsel darauf, und Sie werden schon beim Aufstehen hungriger sein. Dann können Sie sukzessive mehr frühstücken und auch zu anderen als den genannten Lebensmitteln greifen. Für den Anfang empfohlen:

- Ein kleiner Smoothie mit Hafer, Kokos- oder Mandelmilch, Chiasamen, Obst, Proteinpulver oder gemahlenen Mandeln.

- Ein Scheibchen Toast mit Butter.

- Eine kleine Handvoll Nüsse und ein Stück Obst.

- Ein gekochtes Ei.

2 Reduzieren Sie Ihren Koffeinkonsum

2

Koffein ahmt die Wirkung von Adrenalin nach. So bleiben Sie aufgedreht und im Überlebensmodus, was nicht nur den Parasympathikus deaktiviert, sondern auch die Schlafmechanismen außer Kraft setzt.

Versuchen Sie, nicht mehr als 300 Milligramm Koffein täglich zu sich zu nehmen (eine Tasse Filterkaffee enthält etwa 160, ein Espresso etwa 35 Milligramm), und verzichten Sie ganz, sollten Sie unter Schlafstörungen leiden.

In etwa 5 Stunden reduziert sich der Koffeinspiegel im Blut um die Hälfte. Trinken Sie also um 17 Uhr eine Tasse Kaffee oder Tee, ist um 22 Uhr erst die Hälfte davon abgebaut. Nehmen Sie deshalb am besten ab 15 Uhr kein Koffein mehr zu sich.

Viele Menschen, die ständig im Überlebensmodus sind, können morgens nichts essen, brauchen aber Koffein, um auf Touren zu kommen. Diesen Müdigkeitszyklus können Sie durchbrechen, indem Sie ein kleines Frühstück zu sich nehmen und Koffein erst nach dem Essen.

3 Trinken Sie viel Wasser

Der menschliche Körper besteht zu 70 bis 80 Prozent aus Wasser. Und damit unsere Biochemie so funktioniert, dass wir gut schlafen können, müssen wir immer schön durchfeuchtet sein. Andernfalls werden Sie womöglich von Durst geweckt, und auch Nachtschweiß kann auftreten. Im Idealfall trinken Sie 1,5 bis 2 Liter Wasser am Tag (oder auch Kräutertee, Saftschorle und Obstsaft, nicht aber alkohol- oder koffeinhaltige Getränke, die entwässernd wirken). Gewöhnen Sie sich an, stets eine Flasche Wasser bei sich zu haben und tagsüber immer mal wieder ein Schlückchen zu trinken. Für den Geschmack können Sie gern frische Kräuter, Ingwer oder etwas Obst hinzufügen.

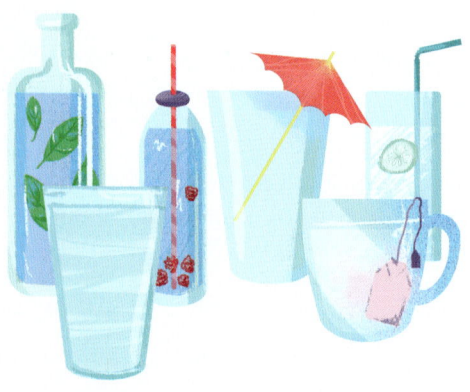

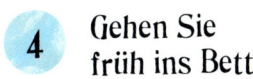

4 Gehen Sie früh ins Bett

Wichtig ist, dass wir genügend Zeit finden, um auszuruhen und uns zu regenerieren. Wie Sie wissen, gelten in der Traditionellen Chinesischen Medizin die Stunden vor Mitternacht als optimal, um den Stress des Tages abzulegen, das Adrenalin im Blut zu reduzieren, das Immunsystem auszugleichen und den Körper auf *sattvischen* Schlaf vorzubereiten.

Beginnen Sie die Ruhephase zwischen 21 und 21.30 Uhr. Ins Bett müssen Sie dann noch nicht; Sie sollten aber jegliche Reizüberflutung vermeiden und sich keine Nachrichten im Fernsehen anschauen. Lesen Sie lieber etwas Entspannendes. Und vermeiden Sie am besten auch stressige Gespräche.

Das Ziel besteht darin, in eine »Sicherheitszone« einzutreten, in der Sie ruhige Gelassenheit empfinden können.

Gelingt Ihnen das an vier Abenden pro Woche, werden Sie schon bald einen echten Unterschied spüren – gesundheitlich und energetisch.

Hören Sie mit Messen und Stundenzählen auf!

Nachts aufzuwachen ist vollkommen normal. Nicht normal und vor allem nicht hilfreich ist es dagegen, sich deshalb Sorgen zu machen oder zu überlegen, wie viel Schlaf man denn nun noch bekommen kann – oder auch nicht. Deshalb wären Sie gut beraten, wenn Ihr Wecker so stünde, dass Sie die Uhrzeit vom Bett aus nicht ablesen können. Schauen Sie einfach nicht drauf, sollten Sie nachts mal wach werden.

Für den Fall, dass Sie Ihren Schlaf mithilfe einer App oder dergleichen überwachen, bedenken Sie bitte, dass Ihre Nervosität oder Besorgnis dadurch eventuell noch verstärkt wird. Und dass außerdem die Messungen nicht unbedingt akkurat sind. Also: Sobald Sie merken, dass das Messen Ihres Schlafes Sie nur zusätzlich aufregt, hören Sie einfach damit auf.

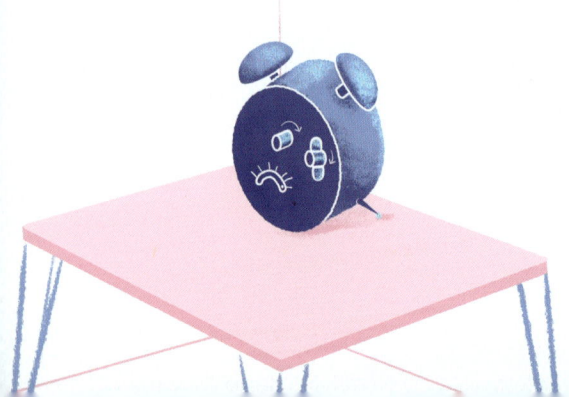

6 Gönnen Sie sich Technikpausen

Ein Hoch auf den elektronischen Sonnenuntergang! Verabschieden Sie sich eine Stunde vor dem Zubettgehen für die Nacht von allen mobilen Endgeräten. Im Schlafzimmer ist Ferngucken eh tabu, und Ihr Smartphone muss eben leider auch draußen bleiben. Sollten Sie nachts aufwachen (was ganz normal ist), widerstehen Sie der Versuchung, Ihr Smartphone zu checken.

Auch tagsüber sind Technikpausen wichtig – nach Möglichkeit alle anderthalb Stunden ein paar Minuten lang. Denn sie geben Ihrem Nervensystem kurz die Möglichkeit, sich auszugleichen und zur Ruhe zu kommen. Außerdem erhält das Gehirn so die Chance, sich Dinge, die es sonst erst zur Schlafenszeit verarbeiten könnte, schon jetzt vorzunehmen.

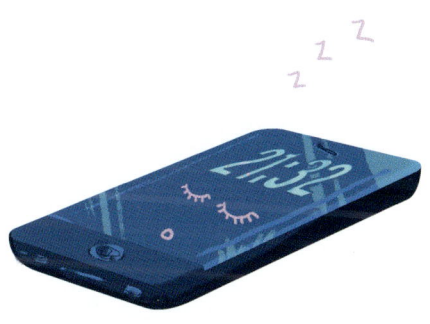

7 Machen Sie aus Ihrem Schlafzimmer ein kleines Heiligtum

Stellen Sie sich in Ihr Schlafzimmer, atmen Sie ein paarmal tief durch und nehmen Sie die Atmosphäre des Raumes bewusst in sich auf. Fragen Sie sich: Wie fühlt es sich hier an? Wie riecht es? Herrscht hier Ordnung oder Chaos? Ist es gemütlich oder unpersönlich? Gibt Ihnen Ihr Schlafzimmer ein sanftes Ruhegefühl? Unterstützt es Sie beim Abschalten? Fühlen Sie sich hier sicher oder eher nervös und angespannt?

Das Schlafzimmer sollte eine Oase der heiteren Stille sein, achten Sie daher auf sein Erscheinungsbild, auf Geräusche und Gerüche. Hier einige Tipps, die diesen Raum in ein kleines Heiligtum verwandeln:

- Wählen Sie Bettwäsche und Vorhänge in zarten Farben.

- Ist Ihre Matratze älter als sieben Jahre, sollten Sie überlegen, sich eine neue anzuschaffen.

- Bestücken Sie Ihr Nachttischchen mit Dingen, die Sie ganz besonders mögen.

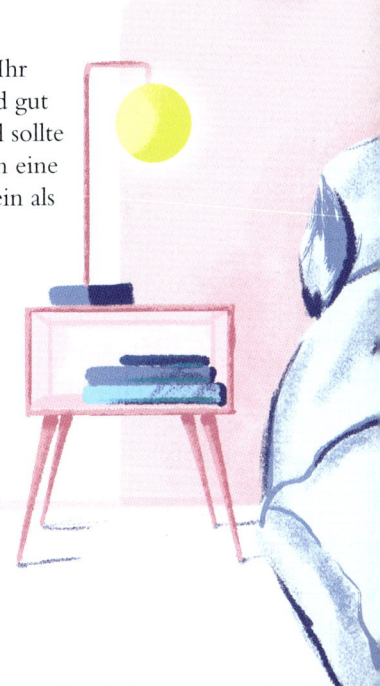

- Besprühen Sie Ihre Bettwäsche mit ätherischen Ölen, zum Beispiel Lavendel, Ylang-Ylang und Kamille, bevor Sie ins Bett schlüpfen.

- Stellen Sie einen Ventilator oder ein Gerät zur Erzeugung von weißem Rauschen an, das Sie in den Schlaf begleitet und Störgeräusche ausblendet.

- Verbannen Sie Ihr Handy sowie alle anderen elektronischen und Ladegeräte aus dem Schlafzimmer.

- Sorgen Sie dafür, dass Ihr Schlafzimmer kühl und gut gelüftet ist. Im Idealfall sollte Ihr Hirn beim Schlafen eine winzige Spur kühler sein als Ihr sonstiger Körper.

- Nutzen Sie dimmbare Leuchtkörper.

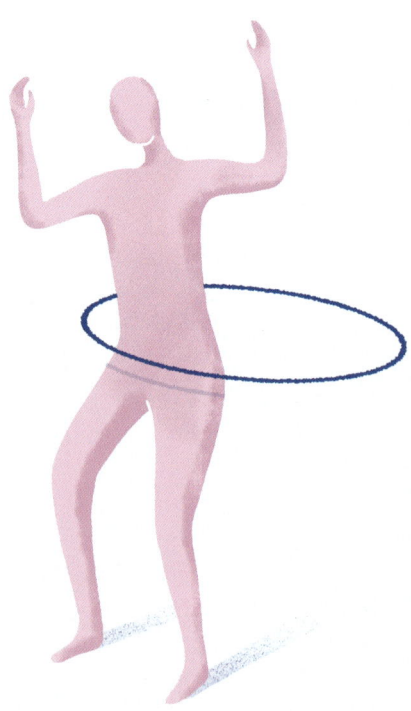

8 Bewegen Sie sich

Körperliche Bewegung unterstützt die Produktion von körpereigenem Adenosin, das die Schläfrigkeit fördert und die Wirkung des Melatonins verstärkt.

Nun müssen Sie keine Irrsinnsaktivitäten entfalten und sich schon gar nicht überanstrengen. Es bringt auch schon viel, wenn Sie tagsüber jede Stunde einmal aufstehen und sich etwas bewegen.

Zum Beispiel so:

- Stellen Sie sich mit angespannter Bauchmuskulatur gerade hin, die Füße hüftbreit auseinander. Die Schultern nach hinten-unten ziehen und tief ein- und ausatmen. Nun breiten Sie die Arme aus und recken Sie sie gen Himmel.

- Zur Dehnung der Schultern und der unteren Rückenpartie beugen Sie im Sitzen den Oberkörper weit vor. Arme und Hände baumeln seitlich herab.

- Öffnen Sie den Mund so weit Sie können zu einem stummen Schrei und strecken Sie gleichzeitig die Zunge heraus. Rollen Sie mit den (ebenfalls möglichst weit geöffneten) Augen. Im Uhrzeigersinn und in entgegengesetzter Richtung.

- Um richtig in Action zu kommen, besorgen Sie sich Jonglierbälle oder einen Hula-Hoop-Reifen. Aber auch benutzen!

Je häufiger Sie sich am Tag bewegen, desto leichter fällt es Ihnen abends, sanft in einen erholsamen Schlaf zu gleiten.

9 Lassen Sie los

Am mühelosesten stellt sich der Schlaf ein, wenn Sie alles andere loslassen können, bevor Sie ins Bett gehen.

Irgendwas bleibt immer unerledigt oder in der Schwebe – ein ungelöster Konflikt mit dem heranwachsenden Kind oder die Sorge um einen alten Elternteil. Aber sobald Sie den Kopf aufs Kissen legen, müssen Sie das alles für den Moment loslassen können.

Hier einige Tipps, die Ihnen dabei helfen werden:

- Notieren Sie sich beim Verlassen des Arbeitsplatzes, spätestens vor dem Zubettgehen alles Liegengebliebene. So haben Sie den Kopf frei und wachen nicht um 2 in der Frühe voller Angst und Schrecken auf.

- Bewahren Sie auf dem Nachttisch ein Notizbuch auf. Sollten Sie zwischendurch aufwachen, weil Ihnen etwas Unerledigtes eingefallen ist, können Sie es sich schnell aufschreiben.

- Schreiben Sie sich jedes Problem vom Leib, damit es Sie nicht unnötig belastet.

- Gönnen Sie sich eine Auszeit und meditieren Sie. Ihre Hände bilden die *Kepana Mudra*, die Ihre Sorgen nach oben und von Ihnen ableitet.

1. Sie verschränken die Finger, strecken die beiden Zei-
    gefinger jedoch nach oben aus, die Daumen bleiben
    gekreuzt. Dann legen Sie die Hände vor Ihr Herz,
    Sie können die *Mudra* aber auch oberhalb des Kopfes
    halten.

2. Schließen Sie die Augen oder fokussieren Sie einen
    Punkt in einiger Entfernung vor Ihnen. Während
    Sie tief in den Bauch atmen, halten Sie die Mudra
    3 bis 5 Minuten lang.

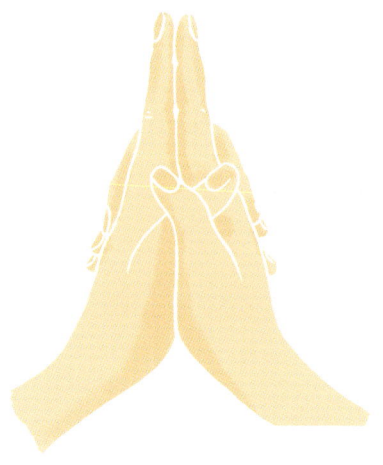

10 Verbinden Sie sich mit der Natur

Wie Studien zeigen, hilft der Aufenthalt in der Natur, vorzugsweise im Grünen oder irgendwo am Wasser, die Hormone Serotonin, Oxytocin und Melatonin auszugleichen, die für Stimmung, Wohlbefinden und guten Schlaf so wichtig sind.

Die folgende Übung dient der Erneuerung Ihrer Erdverbundenheit. Besonders wirksam ist sie vor dem abendlichen Zubettgehen. (Allerdings müssen Sie sich hinterher wahrscheinlich erst noch die Füße waschen!)

1. Stellen Sie sich auf ein Stückchen feuchte Erde, Gras oder Sand. Ihre Füße sind nackt und stehen hüftbreit auseinander. Bei trockenem Boden können Sie einen Krug oder eine Gießkanne mit Wasser füllen und es sich über die Füße schütten.

2. Gehen Sie leicht in die Knie und spüren Sie Ihren Füßen auf der Erde nach. Heben Sie die Zehen kurz an, um sie dann wieder im Boden versinken zu lassen.

3. Sie atmen tief ein und aus. Beim Ausatmen schicken Sie die Luft tief in Ihren Bauch und durch die Füße. Stellen Sie sich vor, Ihr Atem würde bewirken, dass Wurzeln aus Ihren Füßen wachsen. Verankern Sie die Wurzeln mithilfe Ihres Atems immer tiefer in der

Erde. Lassen Sie sie in Ihrer Fantasie stark und dick werden. Färben Sie die Wurzeln gedanklich ein.

4. Beim Einatmen stellen Sie sich vor, dass Sie mit diesen Wurzeln heilende Energie aufnehmen und durch Ihren Körper leiten. Vor Ihrem inneren Auge verdrängt diese Heilenergie die hitzigen Kräfte des Tages sowie alle abgestandenen Energien, die in Ihrem Körper gespeichert sind. Leiten Sie dies alles durch Ihre Wurzeln in die Erde.

5. Fühlt es sich für Sie richtig an, können Sie gern den Oberkörper bewegen, sich ganz nach Gusto wiegen und schütteln, während Ihre Füße fest im Boden verankert bleiben. Aber Sie können auch einfach für 3 bis 5 Minuten still und gerade stehen bleiben.

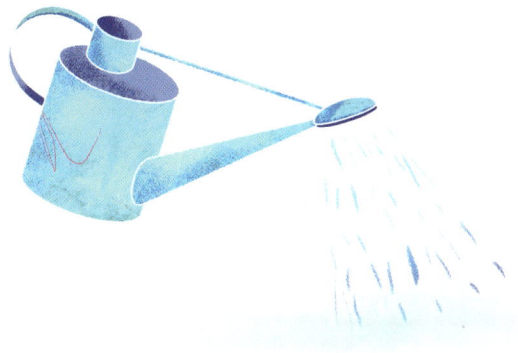

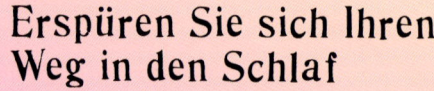

6 Erspüren Sie sich Ihren Weg in den Schlaf

»Am Meer des Seins
ist der Körper der Strand.«

Anonym

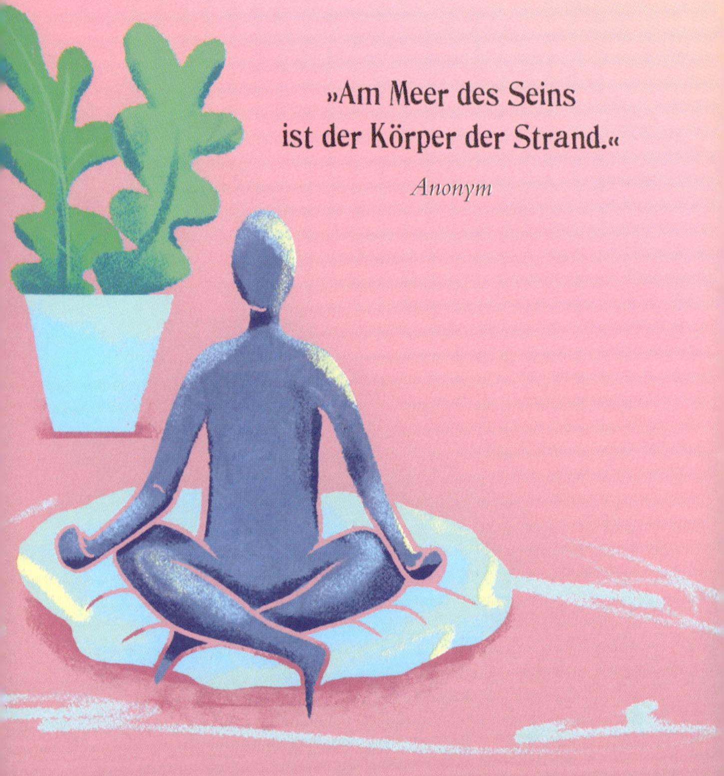

Schlaf – gefühlte Erfahrung

Wir leben viel zu oft im Kopf. So auch noch abends im Bett, wenn wir immer noch überlegen, was wir tagsüber alles hätten sagen oder nicht sagen sollen und was das für den morgigen Tag heißt. Kopf ja, aber von Präsenz im Körper keine Spur.

Manche kommen nicht einmal mit ihren physischen Empfindungen beim Ein-schlafen klar. Sie dösen zwar weg, aber nur um mit einem Ruck, der sogenannten Einschlafzuckung, gleich wieder hochzuschrecken, was meistens ziemlich unan-genehm ist.

Wie also können wir so in den Körper zurückfinden, dass es sich gut und angenehm anfühlt? Die Übungen in diesem Kapitel können helfen.

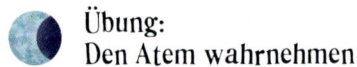

Übung:
Den Atem wahrnehmen

Diese Übung sollten Sie mindestens einmal pro Tag durchführen. Am besten jedoch einmal gleich nach dem Aufwachen, zwischendurch mehrmals und dann abends unmittelbar vor dem Einschlafen. Dabei müssen Sie die angegebenen 5 bis 10 Minuten nicht bei jeder Sitzung einhalten. Um im Handumdrehen zur Ruhe zu kommen, genügt es auch schon, die Aufmerksamkeit bewusst auf den Atem zu richten.

1. Setzen Sie sich bequem auf einen Stuhl oder im Schneidersitz auf den Boden.

2. Nehmen Sie alles wahr, was wahrzunehmen ist: Geräusche, körperliche Empfindungen, die Gedanken, die Ihnen im Kopf herumgehen. Nehmen Sie Ihren Atem wahr. Genau so, wie er ist. Mit seinem eigenen Tempo, seinem eigenen Rhythmus.

3. Als Nächstes benennen Sie Ihre Atemaktivität: Beim Einatmen flüstern Sie stumm »ein«, beim Ausatmen »aus«. Dabei sollte Ihre innere Stimme so sanft sein, als wollten Sie einem Baby in den Schlaf verhelfen.

4. So bleiben Sie 5 bis 10 Minuten lang sitzen und folgen Ihrem Atem – begleitet von innerem zartem Wispern.

Je öfter Sie sich in der Wahrnehmung Ihres Atems üben, desto mehr wird sie zum Bestandteil Ihres Lebens. Sodass Sie sich irgendwann gar nicht mehr bewusst darauf besinnen müssen, weil sie sich ganz von allein einstellt. Ebenso wie der *sattvische* Schlaf dann bald auch.

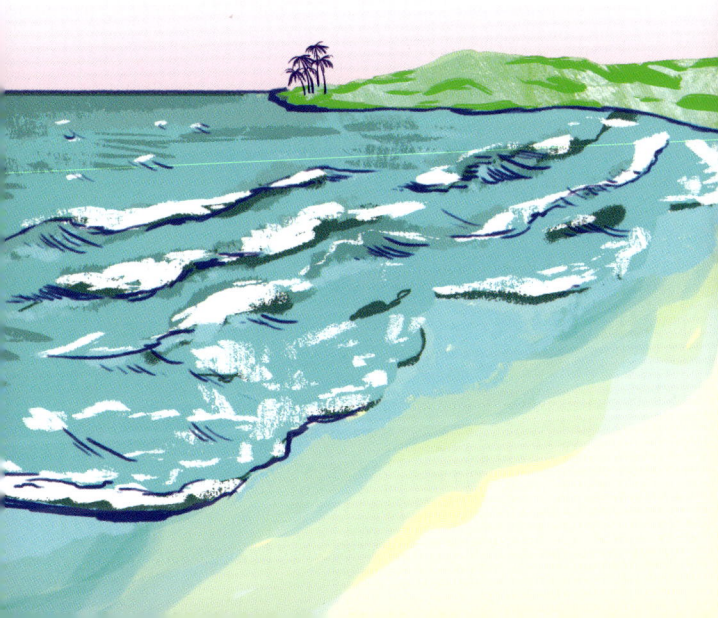

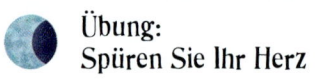

Übung:
Spüren Sie Ihr Herz

Eine der effektivsten Techniken, nach einem hektischen Tag in den Köper zurückzufinden, ist das Erspüren der Kraft des Herzens, die sich als besonders stark erweist, wenn man Dankbarkeit empfindet.

1. Suchen Sie sich ein ruhiges Plätzchen und setzen oder legen Sie sich hin. Führen Sie sich das Bild eines geliebten Menschen vor Augen, dem Sie zutiefst dankbar sind – wer auch immer es sein mag.

2. Stellen Sie sich vor, diese Person säße direkt vor Ihnen. Schauen Sie ihr in die Augen und sagen Sie: »Danke. Ich liebe dich. Und danke dir dafür, dass du Teil meines Lebens bist.«

3. Empfinden Sie die Liebe, die Dankbarkeit in Ihrem Herzen und atmen Sie hinein. Stellen Sie sich in der Mitte Ihres Herzens ein strahlendes Licht vor. Geben Sie ihm eine Farbe. Und sehen Sie, wie dieses Licht größer und größer wird, Ihren Brustkorb erfüllt und dann Ihren ganzen Körper.

4. Schicken Sie nun der Person, an die Sie denken, einen Teil dieses Lichts. Vielleicht möchten Sie es sogar allen zukommen lassen, die Sie lieben. Genauso gut aber könnten Sie es allen schicken, die

Sie nicht lieben – die Sie unglücklich machen oder stressen. Gerade diese Personen werden von Ihrem liebevollen Licht profitieren.

5. Schicken Sie Ihr Licht in die Welt hinaus. Stellen Sie sich vor, wie es unseren Planeten umschließt und allen Liebe und Heilung schenkt. Bleiben Sie schließlich noch etwas bei diesem Licht, das so schön aus Ihrem Herzen heraus strahlt.

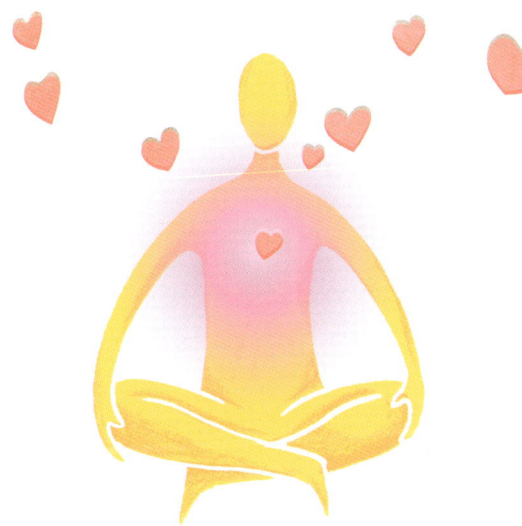

Übung:
Ein einfaches Yoga Nidra

Sie können dieser höchst entspannenden, regenerie-
renden Übung nachmittags 10 bis 15 Minuten widmen
oder sie abends im Bett als Begleitung in den *sattvischen*
Tiefschlaf nutzen.

1. Legen Sie sich entspannt auf den Fußboden oder
   das Bett. Fühlen Sie sich rundum gestützt. Achten
   Sie bewusst auf Ihren Atem. Ein … und aus …

2. Erspüren Sie tief in Ihrem Herzen einen sicheren
   Zufluchtsort – vielleicht denken Sie dafür an einen
   Menschen, dem Sie dankbar sind, oder Sie schicken
   jemandem Ihre Liebe, der Ihnen ein Gefühl von
   Schutz und Geborgenheit gibt.

3. Gehen Sie jetzt noch etwas tiefer, um der größten
   Sehnsucht Ihres Herzens auf die Spur zu kommen.
   Was wünscht es sich sehnlichst? Auf der Basis dieses
   Wunsches formulieren Sie sodann ein *Sankalpa* (eine
   Art affirmativen Entschluss). Drücken Sie sich dabei
   positiv und im Präsens aus, als wäre es schon Reali-
   tät, zum Beispiel: »Leichtfüßig bewege ich mich
   durchs Leben« oder »Ich bin in Sicherheit. Alles ist
   gut.«

4. Schicken Sie Ihre Aufmerksamkeit durch den gesamten Körper. Sie registrieren bewusst jede Anspannung und atmen hinein, um sie aufzulösen. Schließlich konzentrieren Sie sich auf Ihr Gesicht, auf die Partie zwischen den Augen, die Wangen, den Kiefer. Entspannen Sie Ihre Zunge, die Schultern. Relaxen Sie auch den Bauch.

5. Kehren Sie zu Ihrem Atem zurück. Folgen Sie seinem natürlichen Rhythmus: ein … und aus … Beim Ausatmen stellen Sie sich eine Welle vor, die von oben durch Ihren ganzen Körper wogt und alle Spannungen, Ängste, Sorgen und Beklemmungen durch die Füße in die Erde ableitet. Beim Einatmen stellen Sie sich eine neue Welle vor, die, von Ihren Füßen ausgehend, jede Ihrer Körperzellen mit Gelassenheit, Heiterkeit und einem Gefühl der Sicherheit versorgt. Diesem umfassenden Empfinden von Ruhe und Beschütztsein dürfen Sie sich ganz hingeben.

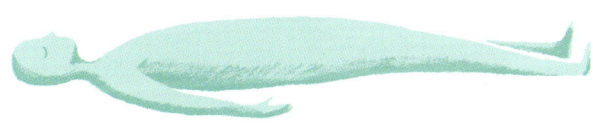

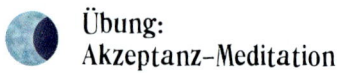

Übung:
Akzeptanz-Meditation

Diese einfache
Meditation
wird Sie nicht
nur in den
Schlaf begleiten,
sondern Ihnen auch
zu einem besseren Gefühl
für Sie selbst verhelfen. Denn solange Sie hart mit sich ins Gericht gehen, werden Sie nicht loslassen, sich
nicht wohlfühlen, nicht zur Ruhe
kommen und in einen guten Schlaf
finden können. Deshalb ist das Er-
lernen liebevoller Selbstakzeptanz
auch ein wichtiger Schritt auf dem
Weg hin zu *sattvischem* Schlaf.

1. Legen Sie sich aufs Bett und entspannen Sie. Schwelgen Sie in dem Gefühl, gehalten und gestützt zu werden. Genießen Sie Ihre Bettwäsche: wie sie duftet und sie sich anfühlt.

2. Schließen Sie die Augen und achten Sie auf Ihre Atmung. Registrieren Sie ihren natürlichen Rhythmus.

3. Lenken Sie Ihre Aufmerksamkeit in Ihren Fuß.
   Sagen Sie:
   »Ich liebe meinen rechten Fuß.
   Ich liebe meine Zehen.
   Ich liebe meinen rechten Spann.
   Ich liebe meinen rechten Fußknöchel.
   Ich liebe die Oberseite meines rechten Fußes …
   Ich liebe meinen linken Fuß …«

4. So arbeiten Sie sich Ihren Körper hoch bis ganz nach oben und sagen dabei jeder Partie, dass Sie sie lieben. Gehen Sie langsam vor und sprechen Sie mit sanfter Stimme, wie zu einem Baby. Sie haben keine Eile. Sollten Sie einschlafen, fangen Sie beim Aufwachen wieder von vorn an, mit dem rechten Fuß.

7 Tiefer und tiefer

»Schlafen ist
Vertrauenssache.«

Barbara Grizzuti Harrison

Wohlgefühl und tiefer Schlaf

Wenn wir Dinge tun, die wir wirklich mögen, zum Beispiel ein schönes Buch lesen oder Leute treffen, produziert der Körper einen Cocktail aus Wohlfühlhormonen wie Oxytocin und Serotonin. Und genau die ermöglichen es uns auch, dem Leben mit Vertrauen zu begegnen. Sie geben uns ein Gefühl von Sicherheit, und wer sich sicher fühlt, kann gut und tief schlafen.

Hier einige einfache – aber wirksame – Möglichkeiten, Ihren Oxytocinspiegel zu erhöhen:

- Drücken Sie Ihre Gefühle aus.

- Gönnen Sie sich eine Massage.

- Nehmen Sie jemanden in den Arm.

- Streicheln Sie Ihr Haustier.

- Tun Sie einem Ihrer Mitmenschen etwas Gutes.

- Beten Sie.

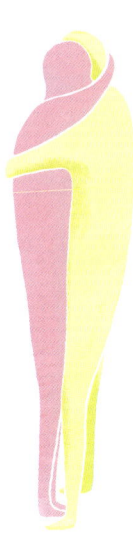

Konzentrieren Sie sich auf Dinge, die Sie mögen

Solange das Leben in ruhigen Bahnen verläuft, ist es relativ leicht, sich auf die Dinge, die man mag, zu konzentrieren. Anders ist es schon, wenn die Wellen hochschlagen. Aber gerade dann wäre es besonders wichtig. Und es müsste ja eigentlich auch gehen: Vielleicht setzen Sie sich einfach fünf Minuten lang ruhig hin und hängen Ihren Tagträumen nach. Trinken Sie dabei Tee aus Ihrem Lieblingsbecher. Oder hören Sie Ihre Lieblingsmusik und tanzen Sie dazu – es sieht ja keiner!

Versuchen Sie, jeden Tag etwas zu tun, was Ihnen wirklich Freude macht, wie unscheinbar es auch sein mag. Und tun Sie es auf jeden Fall immer, wenn Ihnen auffällt, dass Sie gerade dabei sind, gedankenlos zu Ihrem Handy zu greifen oder ins Internet zu gehen.

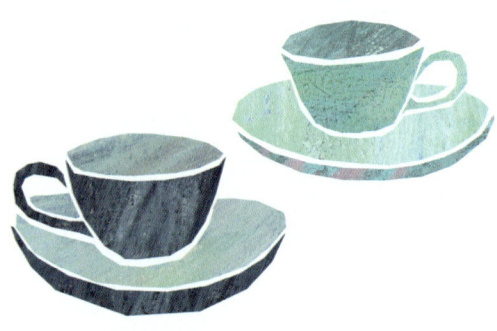

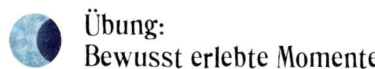

Übung:
Bewusst erlebte Momente

Je mehr schöne Momente Sie tagsüber bewusst erleben, desto besser wird Ihr Nachtschlaf. Die folgende Übung wird Ihnen helfen, diese Momente zu erkennen und auszukosten.

1. Zünden Sie an einem ruhigen Plätzchen eine Kerze an. Halten Sie Notizbuch und Stift bereit.

2. Sie sitzen mit geschlossenen Augen und stimmen sich ein. Denken Sie an eine Gelegenheit, bei der Sie sich so gut wie nie gefühlt haben, glücklich und unbeschwert, wenn auch vielleicht nur einen Moment lang. Was haben Sie da gemacht?

3. Denken Sie zurück und erinnern Sie sich an möglichst viele solcher Momente. Halten Sie sie in Ihrem Notizbuch fest.

4. Nehmen Sie sich fest vor, von nun an so viele derartige Augenblicke zu erleben wie nur irgend möglich. Wie wollen Sie es anstellen? Und wie dafür sorgen, dass es auch wirklich dazu kommt? Erstellen Sie einen Plan.

Führen Sie ein Traumtagebuch

Träume enthalten oft Hinweise auf Menschen, Dinge und Situationen, die wir wirklich mögen und ersehnen. Bewahren Sie deshalb ein Tagebuch und etwas zu schreiben in Ihrem Nachttisch auf, damit Sie Ihre Träume unmittelbar nach dem Wachwerden aufschreiben können. Und zwar in Form eines Bewusstseinsstromes. Notieren Sie alles, woran Sie sich erinnern. Mit der Zeit werden Sie darin immer geübter und lernen, Ihre Träume auch zu deuten. Und selbst wenn Sie sie nicht sofort verstehen – irgendwann im Laufe des Tages wird Ihnen eine Begebenheit oder Unterhaltung Anhaltspunkte geben.

Sobald wir anfangen, unsere Träume zu beobachten, kann sich das Leben tiefgreifend verändern, indem es uns etwa neue Chancen eröffnet und uns Mut macht, auch einmal Risiken einzugehen oder jemandem einen Vertrauensvorschuss zu geben – aber mit verbesserter Intuition und innerer Führung.

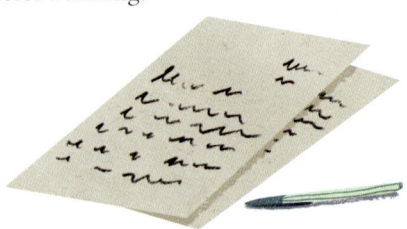

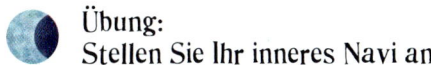

Übung:
Stellen Sie Ihr inneres Navi an

Jeder Mensch verfügt über ein inneres Leitsystem, das ihm hilft, nachhaltige Entscheidungen zu treffen, die in die richtige Richtung führen. Dieses Leitsystem bezeichne ich als inneres Navi. Es beruht auf Ihren Wertvorstellungen – den Dingen bzw. Haltungen, die Ihnen am wichtigsten sind und an denen sich auch Ihre Alltagsentscheidungen orientieren.

Nehmen Sie sich für diese Übung immer wieder Zeit, in der Sie ungestört sind. Halten Sie Notizbuch und Stift bereit.

1. Beschreiben Sie stichpunktartig, wie Sie leben möchten.

2. Führen Sie sich diese Stichpunkte in den nächsten 21 Tagen regelmäßig vor Augen. Achten Sie darauf, ob und wie sie anfangen, die Entscheidungen, die Sie treffen, zu prägen.

3. Gehen Sie der Frage nach, was sich für Sie verändert. Und wie es sich auf Ihren Schlaf auswirkt.

8 Schlafen und Leben

> »Wissen Sie – ich schlafe gern.
> Denn mein Leben neigt dazu
> auseinanderzufallen, wenn ich wach bin.«
>
> *Ernest Hemingway*

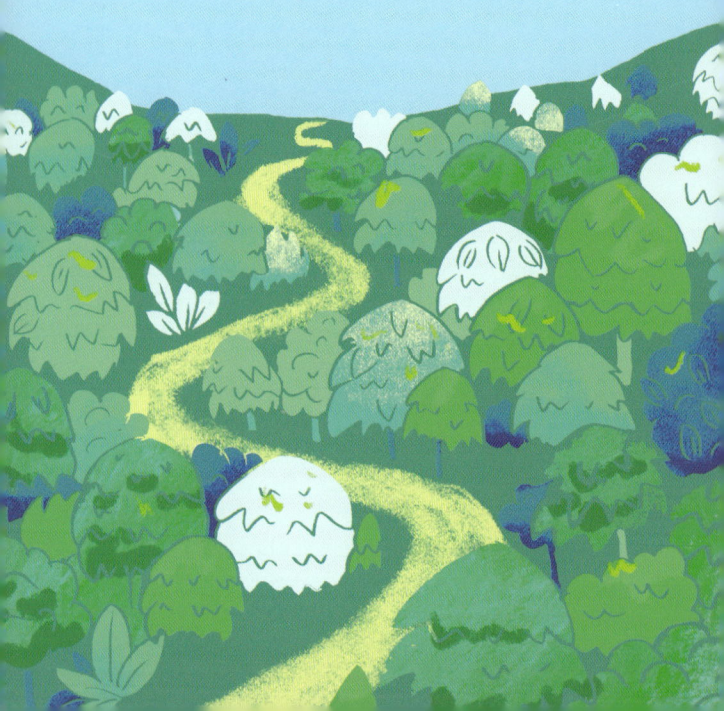

Sich Veränderungen anpassen

So, wie sich die Äste eines Baumes im Sturm biegen, müssen auch wir uns mitunter veränderten Anforderungen anpassen und flexibel sein. Nichts bleibt je gleich – wir wachsen und erneuern uns ständig –, und unser Schlafverhalten macht da keine Ausnahme.

Mit dem Älterwerden verändert sich vieles, die Physiologie genau wie die äußeren Lebensverhältnisse. Entscheidend ist, dass wir achtsam und in Kontakt mit uns bleiben. Dass wir auf unseren Körper hören und seine sich wandelnden Bedürfnisse wahrnehmen, damit wir ihnen gerecht werden können … und dabei nachts weiterhin sanft schlummern und tief schlafen.

Schlaf in der Schwangerschaft

Während der Schwangerschaft passt sich Ihre Physiologie der Entwicklung des in Ihnen heranwachsenden neuen Lebens an. Hormonschwankungen, Übelkeit, Erschöpfung, Sodbrennen, Stimmungsschwankungen und Angst – all das kann sich auch auf Ihren Schlaf auswirken, insbesondere in den letzten Wochen, in denen Ihnen die Leibesfülle zusätzlich zu schaffen macht. Ihre Schlafmuster passen sich denen des Fötus an. Womöglich wachen Sie häufiger auf und schlafen auch nicht mehr so fest wie sonst. Unter Umständen träumen Sie sogar mehr – und wilder.

Die ayurvedische Medizin, die die Bedeutung dieser Veränderungen für das heranwachsende Leben betont, sieht in einer möglichst reinen *(sattvischen)* Lebensweise die beste Möglichkeit, die damit verbundenen Unannehmlichkeiten zu minimieren: Beibehaltung guter Schlafgewohnheiten, Sport, häufige kleine Mahlzeiten, reichlich Flüssigkeitszufuhr und die Vermeidung von schweren Speisen, von Zucker und Koffein.

Wann aktiv sein, wann sich ausruhen? Orientieren Sie sich am besten am Ruhe-Aktivitäts-Zyklus des Fötus. So kommen Sie zwischendurch zu ein paar Nickerchen oder können sich wenigstens etwas ausruhen.

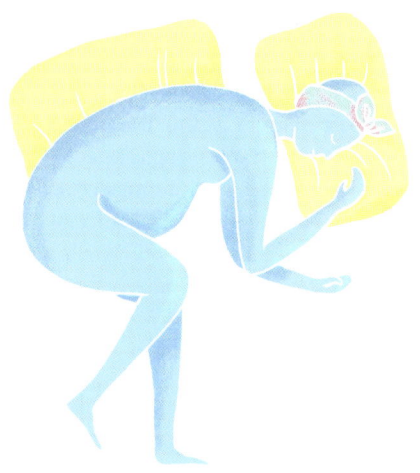

Mit Veränderungen ihres Schlafverhaltens kommen Schwangere viel besser klar als Frauen, die kein Kind erwarten. Verantwortlich dafür ist der steigende Spiegel von Schwangerschaftshormonen im Blut (vor allem Oxytocin), die eine Art Polster gegen diese Veränderungen darstellen, optimistisch und vertrauensvoll stimmen.

Die Schwangerschaft kann auch Sorgen hervorrufen: Wie wohl die Geburt wird? Ob ich es auch schaffe, eine Bindung zu dem Baby herzustellen? Mache ich alles richtig? Aber vergessen wir nicht: Unsere Fähigkeiten als Mütter sind tief in unserer DNA verwurzelt, seit Jahrtausenden. Verbinden Sie sich mit Mutter Erde. Atmen Sie Vertrauen ein. Und Angst aus.

Schlaf, Kindlein, schlaf

Um schlafen zu können, müssen sich Kinder sicher und geborgen fühlen. Ihre produktive Fantasie kann aus den Dingen, die sie tagsüber erleben, furchterregende Monster machen, die sie nicht einschlafen oder aber aus schrecklichen Albträumen aufschrecken lassen. Manche Kinder knirschen nachts mit den Zähnen, möglicherweise aus Frust darüber, dass sie noch nicht in der Lage sind, über ihre Gefühle zu sprechen.

Manche unserer Kleinen sind von Natur aus gute Schläfer, andere gehören eher zu den sensiblen; die meisten liegen wahrscheinlich irgendwo dazwischen. Was sie brauchen, sind gute Routinen und Gewohnheiten.

Wichtig ist aber auch, dass wir die Kinder ermutigen, sich auszudrücken: über ihre Sorgen zu sprechen, sie vielleicht sogar aufzuschreiben oder zu malen. Sie sollten geäußert und nicht in den Schlaf mitgenommen werden. Im besten Fall schütten uns die Kinder ihr Herz schon tagsüber aus und nicht erst abends im Bett – viele scheinen allerdings gerade dieser Zeit den Vorzug zu geben.

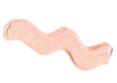
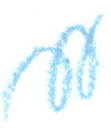
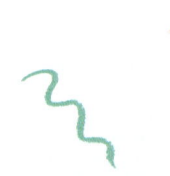

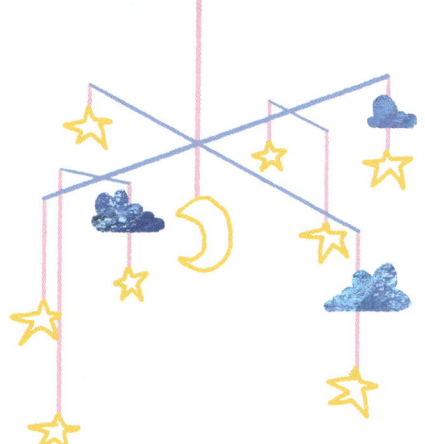

 Übung:
Die perfekte Gutenachtgeschichte

1. Nachdem sich Ihr Kind in die Kissen gekuschelt hat, bitten Sie es, an möglichst viele schöne Dinge zu denken, die tagsüber passiert sind.

2. Anfänglich braucht es vielleicht einen kleinen Schubser. Ermutigen Sie Ihr Kind, nicht nach den Riesenereignissen zu suchen, sondern sich auf die kleinen Dinge zu konzentrieren – den Sonnenschein oder etwas, was eine Freundin oder ein Lehrer gesagt hat. Und auch in vermeintlich negativen Situationen noch den Silberstreif am Horizont zu sehen.

Übung:
Mutter Erde. Eine Meditation

Diese schöne Übung eignet sich ideal zur Vertiefung des Urvertrauens; während der Schwangerschaft kann sie die Bindung zwischen Mutter und Kind stärken. Besonders hilfreich ist sie bei nächtlichem Wachliegen.

1. Setzen oder legen Sie sich mithilfe von Kissen so hin, dass Sie es richtig bequem haben. Wenn Sie mögen, können Sie eine Kerze anzünden oder schöne Entspannungsmusik hören.

2. Schließen Sie die Augen und verbinden sich mit dem natürlichen Rhythmus Ihres Atems.

3. Beim nächsten Ausatmen stellen Sie sich vor, starke, dicke Wurzeln auszubilden, die bis zum Mittelpunkt der Erde hinabreichen. Malen Sie sich diese Wurzeln aus, färben Sie sie ein.

4. Beim Einatmen visualisieren Sie das Licht unserer schönen Mutter Erde, das Sie durch diese Wurzeln einsaugen. Geben Sie ihm eine Farbe Ihrer Wahl. Malen Sie sich aus, wie dieses Licht in Ihren Körper eindringt und Sie gänzlich von ihm erfüllt werden. Es hüllt Sie (bzw. Sie und Ihr Baby) von Kopf bis Fuß ein. Sie wissen, dass das Licht Sie mit einer schützenden Blase umgibt und jede Ihrer Körperzellen mit uralter mütterlicher Weisheit versorgt.

Schlaf in den Wechseljahren

Bei vielen Frauen kommt es in der Menopause zu hormonellen Schwankungen, die mit unangenehmen Symptomen wie fliegender Hitze und Schlaflosigkeit einhergehen können. Mit Selbstfürsorge und der Hilfe von TCM und Ayurveda lässt sich diese Phase des Lebens leichter überstehen.

Kräuter und Akupunktur wirken sanft und mit minimalen Nebenwirkungen. Am besten suchen Sie sich eine TCM-Ärztin, die einen individuellen Behandlungsplan für Sie aufstellt.

Im Ayurveda gilt die Menopause als Übergang von der *Pitta*- (feurig, handlungsorientiert) in die langsamere, sanftere *Vata*-Phase. Jetzt sollten Sie behutsamer mit sich umgehen, sich mehr Ruhe gönnen und auf Ihre Ernährung achten. Vermeiden Sie *Pitta*-betonte Lebensmittel (wie Chili, Koffein, Alkohol), die das hormonelle Gleichgewicht eher stören, und verwenden Sie beruhigende Kräuter und Gewürze wie Kardamom und Fenchel.

Achten Sie auf Ihre körperlichen und psychischen Bedürfnisse. Gegen nächtliche Hitzewallungen empfehlen sich ätherische Öle, zum Beispiel Pfefferminzöl. Planen Sie regelmäßige Kurzschläfchen für zwischendurch ein. Verbinden Sie sich wiederholt mit Mutter Erde und erinnern Sie sich an die Weisheit und Intelligenz Ihres Körpers.

Eine Höhle für zwei

Das Bett – den intimsten Ort – mit einem anderen Menschen zu teilen gehört zu den angenehmsten Möglichkeiten, einander nahezukommen, kann aber auch extrem frustrierend sein. Viele tun sich enorm schwer damit, weil sie einfach nicht schlafen können, wenn neben ihnen jemand liegt – insbesondere, wenn sie selbst zu den sensiblen und der andere zu den Martini-Schläfern gehört.

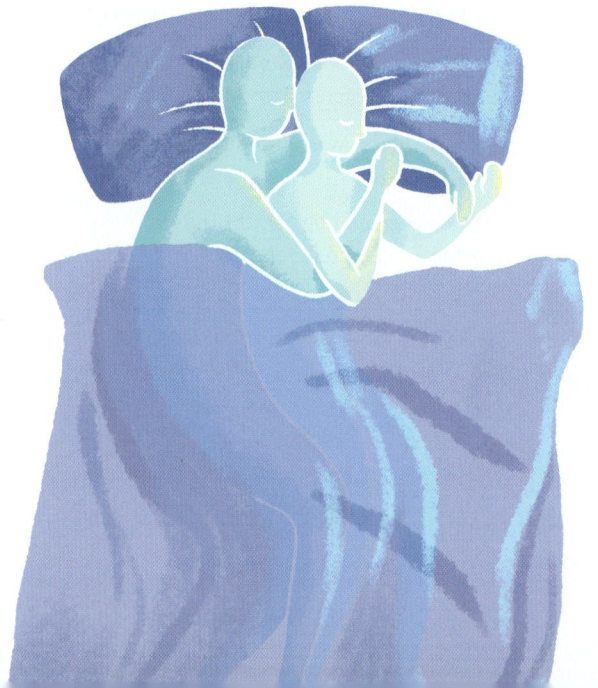

Hier ein paar Vorschläge, wie Sie die Situation entspannen können:

- Schaffen Sie sich das größte Bett an, das in Ihr Schlafzimmer passt. Es sollte idealerweise so gebaut sein, dass Sie von den Bewegungen Ihres Partners nicht gestört werden.

- Da eine Matratze im Laufe der Zeit an Elastizität und Stützkraft verliert, sollten Sie sie alle 7 Jahre wechseln.

- Weißes Rauschen oder wenigstens ein Ventilator kann als Puffer gegen störende Geräusche wirken.

- Trinken Sie mehr Wasser, reduzieren Sie Ihren Alkoholkonsum.

- Treiben Sie regelmäßig Sport, um die Atemwege zu pflegen und nicht zuzunehmen.

- Planen Sie auf der Basis von Müdigkeit und den Anforderungen des folgenden Tages, wann Sie gemeinsam in einem Bett schlafen möchten und wann nicht.

Reise und Jetlag

Wenn wir mit Flugzeug, Zug oder Auto unter-wegs sind, bewegt sich der Körper schneller als von der Natur vorgesehen. Einem so temporeichen Reisen – gar über mehrere Zeitzonen hinweg – haftet etwas Ungeerdetes, Irrea-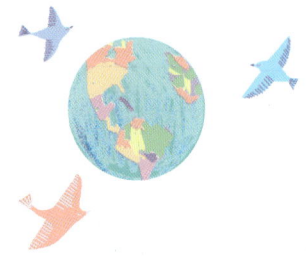
les an, was Körper und Geist nicht unberührt lässt. Außerdem stört es die täglichen Abläufe, verstärkt das *Vata-Dosha*, macht empfänglicher für Dehydrierung, Schlaflosigkeit, schlechte Verdauung und Orientierungs-losigkeit.

Hier meine Empfehlungen für Flugreisen:

- Viel trinken, Koffein und Alkohol jedoch vermeiden.

- Nur leichte Speisen. Legen Sie sich ein »Nicht stören«-Schild in den Schoß oder auf das aufge-klappte Tablett.

- Sollten Sie arbeiten müssen, tun Sie es. Anschlie-ßend packen Sie Laptop und/oder Papiere weg und suchen sich etwas Schönes im Bordprogramm, hören Musik oder lesen etwas. Dösen Sie möglichst nicht während eines Filmes ein. Machen Sie ihn lieber aus und bereiten Sie sich bewusst aufs Schlafen vor.

- Stehen Sie regelmäßig auf, um sich etwas zu bewegen.

- Schnuppern Sie an ätherischen Ölen (beruhigendem Lavendel oder Eukalyptus für leichteres Durch-atmen).

- Versuchen Sie es bei Start und Landung mit einer Wurzelmeditation: Augen schließen, tief ein- und ausatmen. Konzentrieren Sie sich auf Ihren natürli-chen Atemrhythmus. Stellen Sie sich beim Ausatmen vor, dass aus Ihren Fußsohlen Wurzeln bis tief in die Erde hinab wachsen und Sie in deren Mittelpunkt verankern.

- Verwenden Sie Augenmaske und Ohrstöpsel.

Und hier noch Tipps für die Ankunft:

- Gehen Sie erst zur normalen Schlafenszeit ins Bett (maßgebend ist der Zielort).

- Allzu schweres Essen vermeiden, reichlich trinken.

- Bewegen Sie sich so viel wie möglich, vorzugsweise in der freien Natur.

- Nehmen Sie nach Möglichkeit keine Schlafmittel. Konzentrieren Sie sich darauf, zur Ruhe zu finden.

Fazit

Während ich dieses Buch geschrieben habe, ist etwas ganz Magisches geschehen: Ich habe so tief geschlafen wie nie zuvor. Nacht für Nacht bin ich – meistens gegen 3 Uhr – aufgewacht und habe dem Singen der Vögel gelauscht, bevor ich ganz mühelos wieder in einen gesunden, samtigen Schlaf geglitten bin. Mittlerweile wache ich gern so früh auf, weil ich weiß, dass ich ganz schnell wieder einschlafen kann. Deshalb genieße ich diese wenigen kostbaren Sekunden sehr.

Neidisch? Brauchen Sie nicht zu sein. Auch bei mir war es nicht immer so. »Mit dem Schlafen werden Sie Ihr Leben lang Probleme haben, das scheint bei Ihnen in der Familie zu liegen«, habe ich mir vor Zeiten sagen lassen müssen. Aber was bei mir auch in der Familie lag: ein Mangel an Verwurzelung und Geborgenheit. Und vor allem daran musste ich arbeiten, denn genau hier lag der Hase im Pfeffer. Bis zu meiner Heilung dauerte es Jahrzehnte. Und danach fand ich endlich jenen *sattvischen* Schlaf, den ich brauchte und mir so sehr wünschte. So lange brauchen Sie nicht zu warten. Denn ich, die ich auf meinem Weg so viel habe lernen können, betrachte es als ein unfassbares Privileg, dass ich mein Wissen mit Ihnen teilen darf.

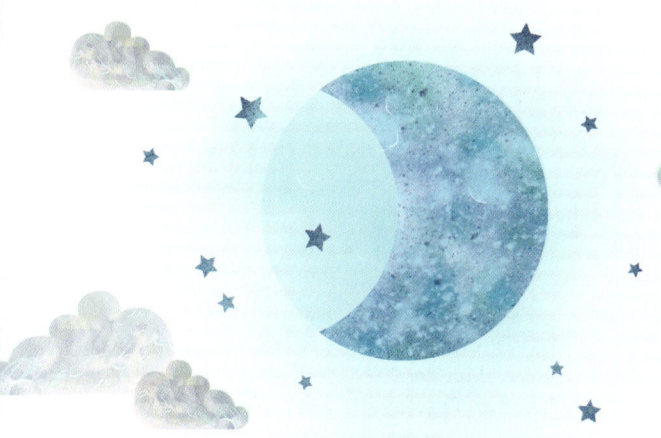

Unser Schlaf ist unnatürlich und zu einem medizinischen Problem geworden. Das muss sich schleunigst ändern.

Ich bin fest davon überzeugt, dass unser Körper alles hat, was er braucht, um tief und fest schlafen zu können. Wir müssen es nur hervorlocken. Wie das geht – wie Sie diese uns allen angeborenen Fähigkeiten mobilisieren – wollte ich Ihnen in diesem kleinen Buch zeigen. Und ich hoffe sehr, dass es Ihnen zu dem natürlichen, gesunden Schlaf verhilft, den Sie verdienen. Sie haben ihn in sich … nun müssen sie ihn sich nur wieder holen.

Seien Sie gesegnet.

Nerina Ramlakhan

Dank

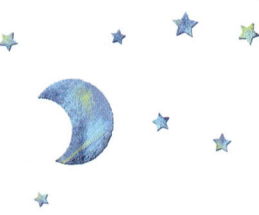

Beim Schreiben dieses Buches
halfen mir ein paar ganz beson-
dere Menschen, die Erdung nicht
zu verlieren. Dafür werde ich
ihnen ewig dankbar sein. Es sind:
meine weise, schöne Tochter
Maya, die mich immer daran erinnert, dass jede Geburt
mit Schmerzen einhergeht. Meinen Seelenschwestern
Carolyn Kolasinski und Gosia Gorna danke ich für ihren
unbeirrbaren Glauben an mich, Lisa Lewisohn dafür,
dass sie unverdrossen die Stellung und mir den Rücken
frei hält. Ich danke meiner Agentin Valeria Huerta, die
genau zur richtigen Zeit präsent war. Ein großes Danke-
schön auch an meine Lektorin Leanne Bryan, die mich
aufgespürt hat und meine Vision von ganzem Herzen
unterstützt. Sowie an Polly Poulter und das gesamte
Team – die Zusammenarbeit mit euch war super!

Dank an all die Mütter, deren Liebe und Energie mich
auf meiner Reise in den *sattvischen* Schlaf begleitet
haben: Anandamayi Ma, die keinen Moment zu früh
eintraf; Lakshmi Ma und Saraswati Ma, die mich immer
anlächeln; Durga Ma, die nie zulässt, dass ich aufgebe;
meine verstorbene Schwester Nirvana, deren mütter-
liche Energie immer bei mir ist; und meine geliebte
Mutter, deren Spirit immer größer wird.